JN123691

病院・診療所・介護施設向け

ChatGPT

実践ガイド

～現場で使える命令文 30 選～

長 英一郎

東日本税理士法人　代表社員

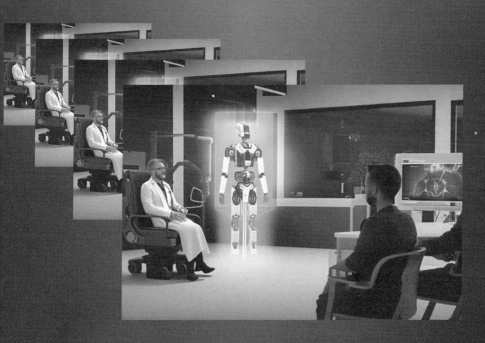

日本医学出版

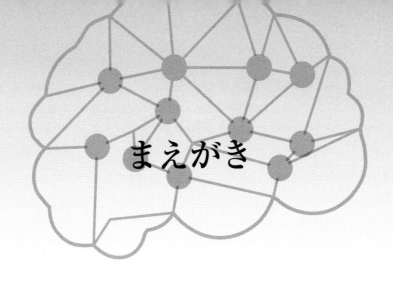

まえがき

　ChatGPT（GPT-4）が現れたのは 2023 年の春、まさにコロナが 5 類相当に変わろうとしたその時でした。未知の国からの黒船が到来したかのような衝撃でした。新聞やテレビといったメディアがその存在を日々報道するような状況になりました。それは新しい時代の幕開けを告げるような瞬間でした。

　私自身も、その新時代の波に乗った一人で、ChatGPT という名の新たなパートナーを得ました。喋らないが仕事ぶりは優秀な秘書を採用したようなもの。ページ数が数えきれないほどある PDF の要約や、講演概要の作成、響きのいいラジオのタイトル生成など、ChatGPT の力はもはや私の日常からは切り離せないものとなっています。

　初めて ChatGPT を試した時、見た目は「単なるチャット」という感じで、この AI が医療分野に与える影響がこれほど大きいとは思っていませんでした。試しに「長 英一郎」を検索しても、「鷲尾 英一郎」さんが表示され、今日の天気すら教えてくれませんでした。しかし、時間を経て使い続けるうちに、Google 検索とは全く異なる道具としての存在に気づいたのです。

　ChatGPT は、24 時間秘書として、日常で面倒と感じるさまざまなルーチン業務を効率化してくれるのです。おそらく、私のような事務作業だけでなく、医療や介護施設の仕事の一部も効率化してくれる可能性がある

と。そこで、GPT-4 リリースから 3 か月間、この新たなツール ChatGPT の可能性について、いくつかのアイデアを模索し、その便利な使い方を Facebook や X（旧 Twitter）でシェアしていきました。

　すると、Facebook では医療介護従事者の方々から様々なフィードバックをいただき、ChatGPT が医療や介護に確実に活用できる可能性があることを実感しました。特に、臨床の現場で病名の予測をおこなったり、看護師の業務で勤務表を作成する際などに可能性を感じました。患者自身もより多くの医療情報を入手できるようになることで、患者と医師の関係さえも新たな形に変える可能性があるのではないでしょうか？

　ChatGPT の使い方については、すでに多くの市販の本で紹介されています。レシピ本のように、その基本的な使い方を誰もが理解できる形で示してくれています。しかし、その中で特に医療現場での活用方法について焦点を当てたものは、まだほとんど出版されていません。確かに、ChatGPT の情報自体は日々更新され、流動的な部分も多いです。しかし、命令文の作り方や医療現場での具体的な活用方法については、普遍的な部分も多く存在すると思い、この本を書くきっかけになりました。

　2024 年 4 月から医師の働き方改革が始まり、医師の残業時間をいかに減らすかが課題となります。医師の業務は、患者との対話から細かな事務作業まで多岐にわたります。その中には、カルテの記録や紹介状の作成といった事務的な作業が多く含まれています。「病院勤務医の勤務実態に関する研究」（平成 29 年）によると、医師の診療時間に占める事務作業の時間は 21% 程度を占めており、かなりの負担になっていることがわかります。病院によっては、医師自らが当直表を作成することもあるようです。ChatGPT が医療現場でうまく活用されることで、ルーチン業務を効率化し、医師が患者と向き合う時間を増やすことができればいいなと思います。

　本書の第1章では、私が講演した内容を文字起こしし、それを編集したものを掲載しています。実は、文字起こしした後の第一段階の校正はChatGPTに行ってもらい、その後の加筆修正を私が行っています。ChatGPTを使わなければ、1か月という短期間で出版まで持っていくことはできなかったでしょう。

　第2章では、第1章ではあまり取り上げなかった介護施設も含め、ChatGPTの活用事例です。現場の皆様との対談を通じて活用事例をとりあげていきます。

　本書では、図表のほか、QRコードを随所で掲載しています。QRコードから動画や命令文サンプルにアクセスできますので、ぜひご活用いただければと思います。

2023年7月

長　英一郎

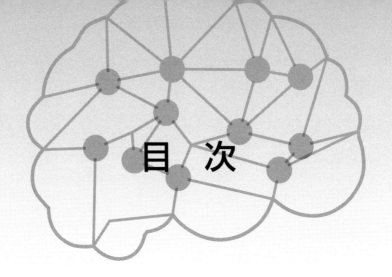

目　次

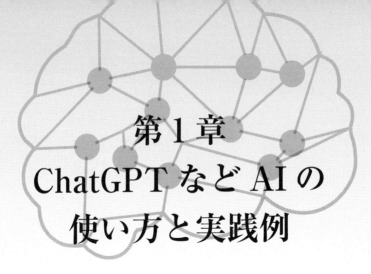

第1章
ChatGPTなどAIの
使い方と実践例

　ChatGPTについて全く聞いたことがないという方もおられるかと思います。

　ChatGPTとは、AIの一種で、人間のようにテキストベースで会話することができるコンピュータプログラムのことを指します。ChatGPTはまるで図書館が持つ数々の情報を引き出すことができる図書館員のような存在です。ChatGPTは、何百万冊もの本を一瞬で読み込んで、それらに基づいた情報を提供できる能力を持っています。

　しかし、**このChatGPTをうまく活用するためには、命令文の作り方を学ぶ必要があります**。これは、新しい外国語を学ぶときに文法や語彙を学ぶのに似ています。この本を通じて、その手法を一緒に学んでいきましょう。

　ChatGPTの本題に入る前に、AIの最新事情を紹介していきます。

 ## 1 ここまできたAI

（1）本物と偽物が区別つかない

　写真は静止画ですが、これが動いてあたかも私が話をしているかのように動きます。まだ動きが不自然で本物と偽物の区別がつきますが、ソフトによっては区別がつかないような精度の高いものもあるようです。

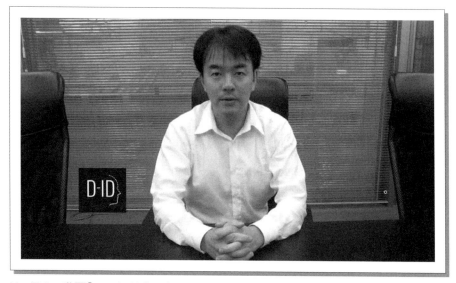

YouTube 動画「アートが動き出す！ AI 画像アニメーションの世界 ～講演ご挨拶～」

次に写真加工技術です。私がオフィスにいる左の写真（before）をアレンジしたのが右の写真（after）です。

「Adobe Firefly」というソフトを使って加工していますが、指示としては下記の2点を文章ベースで指示しています。

① 富士山が見える豪華な応接室
② 机の上には MacBook、ペンライト、花瓶がある

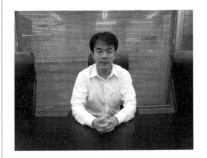
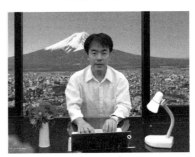

　今まではスマートフォンのアプリで写真の明るさを変えたり、背景を変えるぐらいのレベルまでできたものが今はかなり巧妙な加工ができるようになってきています。あたかも自分が撮ってきた写真のように複製を作ることができるのです。

（2）まるで馬車から自動車への進化

　ChatGPT のような AI の出現と活用は、馬車から自動車への移行に似ています。馬車は長い間移動手段として使われてきましたが、自動車の出現により、より効率的で速い移動が可能になり、人々の生活は大きく変化しました。

　これと同じように AI により仕事だけでなく生活も一変していくものと思われます。

　ちなみに、下記画像は Microsoft が提供している「BingImageCreator」

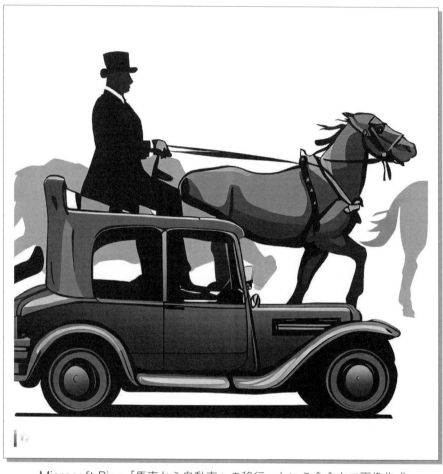

Microsoft Bing「馬車から自動車への移行」という命令文で画像作成

を使っています。

　「BingImageCreator」もそうですが、「Adobe Firefly」で作成した画像は著作権法に抵触することなく使用することができます。Microsoft の利用規約には下記のように書かれています。

「Microsoft は、お客様がオンラインサービスに提供したコンテンツに対して所有権を主張しません。ただし、お客様がコンテンツを投稿や送信することで、Microsoft や関連会社、第三者パートナーに、その事業運営に関連する目的でキャプション、プロンプト、作成物、および関連コンテンツを使用する許可が与えられます。これには、コンテンツの複写、配布、送信、公開展示、複製、編集、翻訳・翻案、フォーマット変更などの権限が含まれます。」

（3）ChatGPT の病院での認知度はどのぐらい？

ChatGPT について、2023 年 3 月 27 日から 28 日にかけてアンケートを実施されています。20 代から 60 代の男女に対して行ったこのアンケートでは、ChatGPT について詳しく説明できると回答したのは 10% ほどで、名前だけは聞いたことがあるという回答が 26% でした。

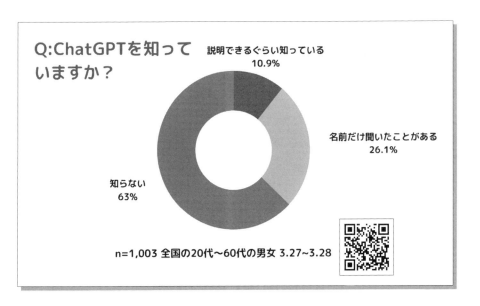

　私がクライアントの病院に訪問して、経営幹部の皆さんにお話している
ときの感覚でいくと、もうちょっと「説明できるぐらい知っている」ほう
が多い感じがします。おそらく**経営者としては人件費について問題意識を
持っていて、限られた人数で生産性を上げていくことに関心を持たれてい
る**からだと思われます。

（4）今までのデジタル化と何が違う？

　病院・診療所・介護施設ではこれまで電子カルテや報酬請求ソフトなど
さまざまなデジタル化が行われてきました。従前のデジタル化と
ChatGPT で異なる点を4つ挙げます。

① 設備投資が少額

　病院の場合、電子カルテのように導入費用に数億円、更新費用に数億
円、保守費用に年間数千万円とかかることも。診療所ではもう少し安く導
入できるが、それでも高額であることには変わりがない。これに対し、
ChatGPT には初期費用がなく、有料版でも月々のコストはわずか20ド
ル。財務体力が乏しい医療機関、介護施設でも十分に投資可能。

② 汎用性が高い

　MRI や CT などの医療機械の場合、使用するのは医師や放射線技師な
ど限られた職種だけになる。これに対し、ChatGPT は医師や看護師といっ
た医療従事者だけでなく、介護福祉士といった介護職員の他、事務職員も
含めて全職種が利用できる。

③ 操作が比較的簡単

　RPA[※]の場合、プログラミングの知識が必要で病院や介護施設が自ら開発するのは相当難しい。これに対し、ChatGPT はプログラミングといった専門知識がなくても操作可能である。ただし、後述するように命令文（プロンプト）の作成は工夫が必要。

　※ 人がパソコン上で日常的に行っている作業を、人が実行するのと同じかたちで自動化するもの

④ 既得権益が少ない

　電子カルテの標準化では各電子カルテメーカー、オンライン診療では対面診察を重視する医師など既得権益があったりする。しかし、ChatGPT は全く新しい AI 技術であり、既得権益がほとんどない。Google 検索と同様、国や厚生労働省として禁止することまではできないのではないか？

2 ChatGPT の使い方

（1）公式サイト、アプリを使おう

では、ChatGPT のページを実際に見てみましょう。

ChatGPT をパソコンで使う時に、どのページから入ればいいのか。「ChatGPT」と検索しても、公式のサイトはおそらくトップには出てきません。「openai ChatGPT」と検索して初めて「ChatGPT」の公式ページに入ることができます。

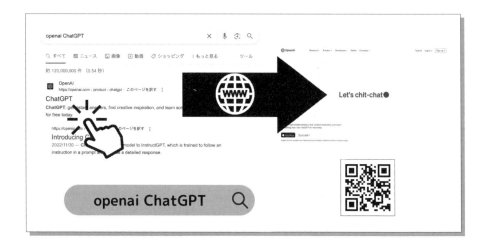

ChatGPT は偽物のページが結構見られます。まずは、公式のサイトにアクセスすることが重要です。ChatGPT の基本的な使い方は、YouTube の動画が出ていますので、ご覧いただくとよろしいかと思います。

ChatGPT アカウント作成から使い方まで

　パソコンだけでなく iPhone のアプリからも ChatGPT が使えるように
なっています。パソコンでも音声入力はできますが、iPhone のほうがよ
り手軽に音声入力できるのではないかと思います。iPhone のアプリも偽
物が多いので、注意が必要です。この QR コードからダウンロードすると
よろしいかと思います。

iPhone アプリ

(2) 無料版と有料版のどちらがいいのか？

　では、ChatGPT のページを実際に開いてみます。「＋　New chat」を
クリックすると、GPT-3.5 か GPT4 を選択する画面が出てきます。GPT-
3.5 が無料版で、GPT4 が有料版になります。

⚡ GPT-3.5	✦ GPT-4

　無料版と有料版の違いですが、有料版を使うと、Plugins（プラグイン）や Code Interpreter という拡張機能が利用できます。無料版では利用できません。また、最新情報を取得するためには Browse（ブラウザ）機能を利用します（2023 年 7 月現在一時的停止）が、これも有料版のみの機能です。AI 学習に使っている情報量（母数）が有料版のほうが 100 兆個と無料版の 1.75 兆個を大きく上回り、回答の正確性が高くなります（2023 年 7 月現在）。

	GPT-3.5	GPT-4
母数（精度）	約 1.75 兆個	約 100 兆個
入力上限文字数	5,000 文字	25,000 文字
料金	無料	有料（月 20 ドル）

　もし業務で使うのであれば、**私は有料版を推奨します。月額 20 ドルですが、毎日時間外も含め固定給で働いてくれる優秀な秘書と考えれば安いものです。**

（3）ChatGPT を使うための環境

　「ChatGPT」を院内・施設内で活用するためには、まずインターネット環境が必要となります。これは、ChatGPT が情報を提供するためには、インターネットを通じて大量の情報を引き出すためです。

　ただし、病院では電子カルテは、多くの場合、インターネットから切り離された閉じた環境で運用されています。それにより、電子カルテ用のパソコンから直接 ChatGPT に基本的にアクセスすることができません。

　この問題に対する解決策として、電子カルテのパソコンの隣に別途インターネットに接続可能なパソコンを設置する方法があります。また、ス

マートフォンを利用することも選択肢の一つです。スマートフォンは手軽にインターネットにアクセスすることができ、ChatGPT を活用するためには適しています。

　理想的には、電子カルテのパソコン自体がインターネットに接続できれば問題ないのですが、これは患者情報の保護の観点から考えると難しいかもしれません。

(4) Google 検索との違い

　「日本の総理大臣は誰ですか？」と質問した場合、ChatGPT では正確な答えが出ません。

命令文

日本の総理大臣は誰ですか？

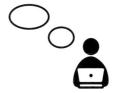

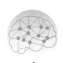 GPT

　申し訳ありませんが、私の知識の更新は 2021 年 9 月までであり、それ以降の情報は提供できません。そのため、2023 年 6 月現在の日本の総理大臣が誰であるかについては答えることができません。最新の情報を得るためには、信頼できるニュースソースをご覧いただくか、インターネットで検索してください。

　なぜなら、**ChatGPT の収集している情報は基本的に 2021 年 9 月末ま**でのもので、それ以降の情報は更新されていないからです。

　一方、Google の AI「Bard」を活用すると、「岸田文雄」という回答が得られます。従って、ChatGPT は検索としては向かない面があります。ChatGPT を Google 検索と同じように使われる方がいますが、用途としてはむしろ後述するような仕事の便利ツールなのです。

　ChatGPT が最新情報を獲得できない欠点は拡張機能や Google の Chrome 機能により補うことができます。

　ただし、場合によっては Google 検索を利用することもあります、特に単語検索などです。ChatGPT では「日本の総理大臣」と質問しただけではこちらが期待するような回答がまずこないです。一方、文章ベースで質問する場合には ChatGPT のほうが得意としています。

　Google 検索と ChatGPT の大きな違いは、ChatGPT は対話が可能である点です。**何かを尋ね、その回答に対してさらに追加で尋ねることが可能**です。日本の総理大臣の情報が 2021 年 9 月までだったので、以下は追加で「2021 年 4 月現在の総理大臣は誰ですか？」と聞いたものです。

また、Google 検索では出典が表示されますが、以下のように**「Browse with Bing」（ブラウザ機能）を使うことにより、最新情報を検索**することができます。ブラウザ機能を使うためには「GPT-4」→「Browse with Bing」の順でクリックします（2023 年 7 月現在一時的に停止されている機能）。

✧ Model: GPT-4

 日本の総理大臣は誰ですか？

 申し訳ありませんが、私の知識の更新は2021年9月までであり、それ以降の情報は提供できません。そのため、2023年6月現在の日本の総理大臣が誰であるかについては答えることができません。最新の情報を得るためには、信頼できるニュースソースをご覧いただくか、インターネットで検索してください。

 それでは2021年4月現在の日本の総理大臣は誰ですか？

 2021年4月時点での日本の総理大臣は菅 義偉（Suga Yoshihide）です。彼は2020年9月に安倍晋三の後任として首相に就任しました。ただし、その後の政治状況については私の知識が更新されていないため、最新の情報を提供することはできません。

「2023 年 6 月現在の日本の総理大臣は誰ですか？」と質問すると、「2023 年 6 月現在の日本の総理大臣は岸田文雄です。」と正しい回答とともに参照のホームページのリンクも表示されます。

⚡ GPT-3.5   GPT-4

Our most capable model, great for tasks that require creativity and advanced reasoning.

Available exclusively to Plus users

✦ Default

 Browse with ᵇ Bing Beta   ✓

 Plugins Beta

ChatGPT PLUS

　Google の「Bard」やマイクロソフトの「Bing」など、ChatGPT と類似の AI サービスが存在しますが、それぞれには異なる特性があります。私自身、色々と使ってみましたが、「Bard」や「Bing」はそれほど頻繁には利用していません。

　「Bard」や「Bing」が、ChatGPT と比べて何か優れている点があるとは思えません。仕事に活用すると考えても、あまり利用していないのが現状です。ただ、「Bard」は世界の Google のサービス。将来的に ChatGPT を追い越す可能性はあります。2023 年 7 月時点では ChatGPT が一番使いやすいと感じています。

　ChatGPT を拡張させていけば、Google 検索と大きな違いはないことになります。

Google 検索との違い

	ChatGPT	Google 検索
最新情報、固有名詞	△	○
対話	○	×
出典	△	○

（5）効果的な命令文（プロンプト）の作り方

　これは、本書の結論のようなものになりますが、**ChatGPT で最も重要なのは命令文（プロンプト）です**。命令文次第で質問者が求める回答に近づくことになります。ChatGPT から期待していた回答がこない場合、命令文に問題があることが多いのです。

　たとえば、ChatGPT に**「である調」**を**「ですます調」に変更**するという命令文を見てみましょう。この命令文が、単に「下記文章をキレイにし

てもらえますでしょうか？」といった抽象的な表現では期待される回答にはなりません。

命令文

　下記文章を「である調」から「ですます調」に変えていただけますでしょうか？

　＞日本が本格的な「少子高齢化・人口減少時代」を迎える歴史的転換期において、今後の人口動態の変化や経済社会の変容を見据えつつ、目指すべき将来の方向として、「少子化・人口減少」の流れを変えるとともに、分厚い中間層を形成し、これからも続く「超高齢社会」に備えて持続可能な社会保障制度を構築する必要がある。

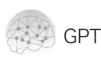 GPT

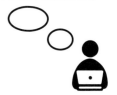

　日本が本格的な「少子高齢化・人口減少時代」を迎える歴史的な転換期にある中で、これからの人口動態の変化や経済社会の変化を見据えて、目指すべき未来の方向性を考える必要があります。「少子化・人口減少」の流れを変えるとともに、分厚い中間層を形成し、これからも続く「超高齢社会」に備えた持続可能な社会保障制度を構築することが求められています。

　ChatGPT は文章作成や誤字脱字の修正などは得意としており、**指定した文字数以内で文章を作るよう依頼**することも可能です。また、文章の最後に**文字数を表示してもらうよう依頼**することもできます。

命令文

　以下の文章を 100 文字以内で要約し、最後に文字数を表示してください。

　>オンライン診療等は、患者の居宅等と医療機関との距離、移動手段、患者の心身の状態などのため頻繁な移動が難しい場合に通院に伴う負担を軽減するほか、長期に渡り繰り返しの通院が必要な慢性疾患（難病等を含む。）の治療について、定期的な直接の対面診療の一部をオンライン診療に代替し、医師及び患者の利便性の向上を図ったり、定期的な直接の対面診療にオンライン診療を追加し、医学管理の継続性や服薬コンプライアンス等の向上を図ったりすることを容易にする。

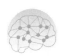

GPT

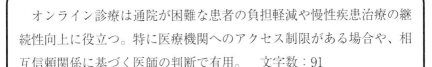

　オンライン診療は通院が困難な患者の負担軽減や慢性疾患治療の継続性向上に役立つ。特に医療機関へのアクセス制限がある場合や、相互信頼関係に基づく医師の判断で有用。　文字数：91

　ChatGPT は具体的で細かければ細かいほど、こちらが期待する回答を出してきます。**文字数の指定や文字数の表示はよく使う命令文の条件**です。

　次に、オンライン診療のメリット・デメリットについて質問してみます。

> **命令文**
> 　オンライン診療のメリット・デメリットを三つ挙げ、表形式にしてください。二列目はメリット、三列目はデメリットで。

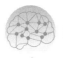 GPT

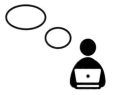

	メリット	デメリット
1	アクセシビリティ：自宅やオフィスなど、患者が診療を受ける場所は自由に選べます。遠隔地にいる人々や移動が困難な人々が医療サービスを受けやすくなります。	技術的な問題：インターネットの接続問題や技術的な困難が発生する可能性があります。全ての患者が適切なテクノロジーを持っているわけではなく、テクノロジーを使う能力も異なります。

| 2 | 時間の節約: 待ち時間が少なく、交通手段を利用して医療施設に移動する時間やコストを節約できます。 | 診断の正確さ: 物理的な検査ができないため、診断の精度が物理的な診療よりも低い可能性があります。 |
| 3 | 感染病のリスク低減: 特にパンデミックのような状況では、オンライン診療は感染リスクを低減するのに有用です。 | 人間関係の欠如: オンライン診療は、患者と医師の間の個人的なつながりやコミュニケーションを難しくする可能性があります。 |

　メリット・デメリットの回答は ChatGPT が得意とするところ。「三つ挙げ」とありますが、**「箇条書きで三つ挙げて」**というような指示にしてもいいでしょう。文章だけでなく簡単な表であれば回答してくれるので「表形式」での出力を指示するのもありです。「表形式」の出力をお願いする場合には「二列目はメリット、三列目はデメリットで」と具体的に表の中身も指示したほうがいいです。

　ただし、現在は簡単な図表の作成しか対応していません。Microsoft は「Copilot」という製品をリリース予定で、将来的には ChatGPT は Excel と連携する予定になっています。ChatGPT のサイトで命令文を入力しなくても、Excel から直接命令文を入力し、複雑なグラフなどが作成できるようになると期待しています。

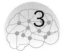3 病院・診療所・介護施設でどのように ChatGPT を使うか？

（1）臨床診断、研修教育、働き方、事務

ここからは ChatGPT など AI を病院や診療所でどのように活用できるかについて、ロジックツリーでまとめてみました（右ページ参照）。介護施設もいくつか共通で活用できる場面があるかなと思います。

今すぐできることと、近い将来できることがあります。特に、今すぐにはできないのが画像関連（臨床診断 ③）です。画像解析は、一部の医療機関や研究機関は内視鏡や X 線の画像を大量に持っており、それらを分析できるというケースがあります。しかし、一般の病院や患者自身が自分の画像を分析できるという段階にはまだ至っていません。しかし、これも時間の問題で誰でも医療画像を分析できるようになるはずです。

AI 問診や問診票（臨床診断 ①）については、既に業者が動き出しています。先日 AI 問診の会社の方とお話ししましたが、ChatGPT の活用を進めていきたいとのことでしたので、これは近い将来実現すると思われます。さらに、問診票に加え、血液検査データなどを組み合わせれば、さらに精度は高くなるでしょう。最終的には**電子カルテに API 連携**※**により ChatGPT が使えるようになるかどうかがポイント**になります。

※ API 連携とは、これら異なるプログラムやサービス間で情報を共有するための連携のこと。

米国には Epic という電子カルテメーカーがあります。Epic の AI 担当のエリック・ボイド氏はインタビューで、「医師の日常業務を自動化し、患者情報を収集して適切な意思決定を行えるようにしたい」としていま

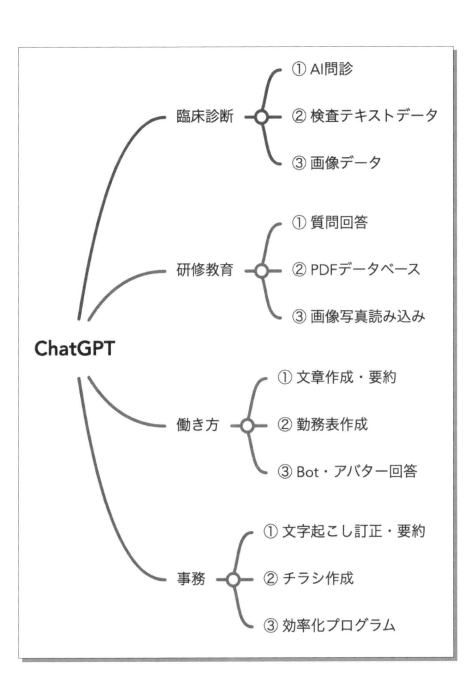

す。米国の電子カルテメーカーが動き出すと、日本メーカーも追随してい
くことが予想されます。

　研修教育（研修教育①、②）については、すでにほとんど実現可能で
す。画像や写真の読み込みにはまだ課題がありますが、後述しますが
PDF データを読み込んで要約することはすでに可能になっています。

　働き方（働き方 ①〜③）は、個人的に一番注目しています。病院や介
護施設の働き方を大きく変えることができるのではないかと期待していま
す。文章の作成や要約などが得意であり、さまざまなツールと組み合わせ
ることもできるでしょう。音声入力で文字起こししたものを文章校正した
り、メモ程度の看護記録を綺麗な文章に直すことも瞬時におこなえます。

　勤務表の作成（働き方 ②）は、どの病院でも悩んでいる問題だと思い
ます。医師の当直表の作成に関しては、適切な指示さえあれば、現時点で
も作成することができます（P48〜52 参照）。

　Bot（働き方 ③）は、病院や介護施設のホームページなどで使うことが
できます。患者からさまざまな問い合わせは電話が中心となっています。
これが Bot を作ることによりチャットベースでの回答をすることができ
ます。ChatGPT 本体ではなく、「Wonderchat」のようなサービスを使う
ことになります。

　事務関連（事務 ①）は、議事録の作成に時間がかかっており、生産性
が乏しい業務の一つになります。会議の文字起こしについては、完璧なソ
フトがまだ存在していません。しかし、文字起こしがある程度の完成度で
も、その後 ChatGPT で校正すればそれなりにキレイな文章になります。

　また、患者セミナーなどのチラシの作成（事務 ②）は業者に依頼しな
くても自前でもプロのように作ることができます。実際私はセミナーを主

催することがありますが、「Canva」を使って案内状を作っています。「Canva」にも AI 機能が搭載されており、画像生成をお願いすることもできます。

(2) 情報収集の短縮、臨床診断、文章の校正

　上記と重複する部分もありますが、医療や介護の現場で ChatGPT を使うと特に効果が高いのは、情報収集の短縮、臨床診断、文章の校正の三つの場面です。

① 情報収集の短縮

　厚生労働省の検討会の資料など、日々届く大量の情報をすべて読み込むのは困難です。しかし、情報の多くは PDF であり、これを要約することにより時間短縮が可能です。診療報酬改定や介護報酬改定の時期になると毎日のように新しい Q&A が発出されますが、これをいかに効率的に読むかが他の業務とのバランスで重要になります。

② 臨床診断

　臨床診断については、さまざまな使い方が考えられます。実際に福岡の病院では、病院として有料版の ChatGPT を導入し、現場で活用しようとしています。

　病名を見落としてしまうと患者や患者家族から訴えられるリスクがあります。保険に加入していたとしても時には損害賠償額が数千万円になることも。その意味では、できるだけ考え得るリスクは回避したいところです。AI が提案する病名が 100% 正確ではなくても、疑い病名から念のため検査してみようとなるし、ヒントにはなるはずです。今までは専門診療科ではなく救急を断っていたケースも病名予測により、救急を受け入れる

ことにつながる可能性もあります。

③ 文章の校正

　文章の校正はさまざまな場面で利用可能です。医師個人が学会から抄録を作成して欲しいと依頼されることがありますが、文字制限のある中で文章案を提示していただけるだけでも助かるものです。患者に詫び状を送る場面では文章に気を遣うものですが、後々問題が起きないような文章案を作るのは ChatGPT の得意とするところです。

（3）高齢者の話し相手

　ChatGPT というと、文章ベースでの回答だけと考えがちですが、実は音声により回答することもできます。Google Home や Alexa を使われている方がいると思いますが、ちょっと難しい質問をすると答えてくれません。これが ChatGPT だとどんな質問でもそれなりに答えてくれます。

　施設系サービスであれば高齢者は、他の入居者やスタッフと話す機会がありますが、在宅の独居高齢者となるとそうはいきません。**独居の高齢者は家で誰と話すことなく、一日中テレビをつけっぱなし。これが続くと認知症がどんどん進行したりします。**このような高齢者の話し相手に AI がなり得ます。実際、特定の電話番号に電話すると、AI とおしゃべりをすることができるサービスがあります。

　今のところは試作版で、即座に回答が得られるわけではなく、5秒ほど考える間があります。まだ自然な会話にはなっていませんが、近い将来は改善されていくのではないでしょうか？
　認知症の高齢者の場合、繰り返し同じことを話されることがあります。

人間の場合、同じ質問だと怒ったりすることがありますが、AI の場合そのようなことがありません。そもそも機嫌が悪いとか、感情がないのが良いところです。

（4）医師国家試験を解かせてみた

　臨床診断について、もう少し詳しく見ていきましょう。外国で行われた研究の結果を見てみたいと思います。195 人の患者からの質問を対象とした横断研究になります。医療専門家のチームが、ソーシャルメディアフォーラムで公開された患者からの質問に対する医師とチャットボットの回答を比較しました。回答はランダムに順序がつけられ、評価者は医師かチャットボットか区別できません。**チャットボットの回答は、医師の回答よりも好まれ、医療の質と感情移入（共感）の両方で有意に高く評価されました。**

　下記がグラフ化した結果になります。

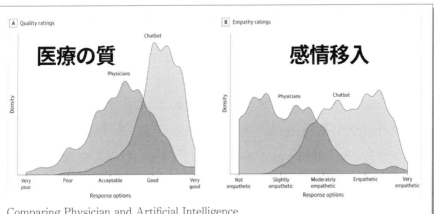

Comparing Physician and Artificial Intelligence

現在の ChatGPT の能力でも、人間の医師よりも高い評価になっています。ただ、この研究は言語情報の回答のみで医師とチャットボットを比較したものになります。医師の場合は患者に対し、ボディータッチなど非言語も提供するので、それも合わせれば、人間の医師のほうが評価が高くなることもあるでしょう。

AI がさらに発展すれば、この差は広がる可能性があります。すでに将棋の世界では AI が棋士の実力を超えており、それと同じことが医師にも起こりうるということです。

Google 検索を使って病気について調べている患者が ChatGPT を使って来院するのは容易に予想がつきます。Google 検索でたどり着いた情報は必ずしも正しくなく、医師と患者との間に情報格差がありました。これが、ChatGPT ではより正確な医療情報を患者が調べた上で来院するので情報格差が縮まっていきます。

医師と患者がうまくコミュニケーションを取れない理由は、それぞれの経験や知識の違い、年齢や性別の差異など、さまざまです。そこで重要なのは、正しい情報を共有することです。しかしながら、**現状では ChatGPT で患者が調べた情報が正しいとは限りません。**

そのため、医師が患者に対して情報を明確かつわかりやすく提供することで、患者は自分の病状や治療の選択肢を理解しやすくなります。これにより、医師と患者の間にフラットで信頼性のある関係が築かれるのではないでしょうか?

実際に医師の国家試験を解かせてみました。

命令文

35 歳の男性。反応が鈍く奇妙な姿勢をとることを心配した会社の上司に伴われて来院した。半年前から上司に「誰もいないのに職場の同僚からの悪口が聞こえてくる」と訴えていた。昨日から「会社に殺される」、「考えていることが会社に筒抜けになる」などと独り言をつぶやいていたかと思うと、黙り込んで開眼したまま無反応になったという。診察時に右手を挙上させるとそのままの姿勢をいつまでも保持する。

最も考えられる診断はどれか。

a うつ病
b 適応障害
c 緊張病症候群
d 広汎性発達障害
e Korsakoff 症候群

第 105 回医師国家試験

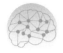 GPT

　総合的に見て、最も考えられる診断は「c 緊張病症候群」です。

　幻聴や妄想、反応の鈍さや奇妙な姿勢などの症状がこの症例に当てはまるため、他の選択肢と比較してもっとも適切な診断と考えられます。ただし、正確な診断のためには、詳細な精神科的アセスメントや適切な検査が必要です。

　クライアント病院の精神科の医師に聞いてみたところ、解答解説には大きな問題はないとのことでした。

　ChatGPT は、本問のように診断のための医学知識を有しています。しかし、現場では医師は知識以外も使って患者を治療しています。私自身も患者として医師と面談することがありますが、単なる医学的な説明内容だけでなく、医師の表情や声のトーンから伝わってくる重要な要素があります。また、話だけでなく、患部を触ってもらったり、大丈夫と優しく声をかけながら肩を叩いてもらったりすると、ホッと安心します。このような非言語的コミュニケーションは患者にとって重要ですが、ChatGPT では提供できません。

　ACP[※]（Advanced Care Planning）も ChatGPT があればスムーズに進むかというと必ずしも簡単ではありません。もちろん、**ChatGPT は専門用語が飛び交いがちな多職種カンファレンスにおける通訳であったり、患**

者や家族に対するわかりやすい説明のフィルター役には抜群の効果を発揮すると期待できます。

　※ ACP とは、これからの医療や介護、最期のときにどのようなケアを受けたいのか、自分の意思を家族や医療・介護スタッフに伝えるためのプロセスのことを指します。

　一方で、人生の最終段階における意思決定において重要とされるのは、患者と家族を中心に据えた、複数の専門職による多面的なチームケアです。多様な価値観から議論を重ね、時には答えの出ない時間を共に過ごし、最終的にいくつかの選択肢から苦渋の決断をサポートする必要もあります。その際に揺れ動く多種多様な人の心に対し、医療専門職は自身の経験に裏打ちされた技術で責任を持って寄り添っているのです。

　医師に知識や知恵を補填すると捉えれば、ChatGPT は心強いチームの一員になれる可能性がありますが、医療現場では、いくら知識が補填されても、簡単に改善しない命の現場がいくつもあるのです。

4 効果的な命令文 11 選

ここからは病院・診療所・介護施設の現場で、業務を効率化する効果的な命令文を取り上げていきます。本書で取り上げた命令文についてはこちらをご覧ください。

病院・診療所・介護施設で使える！ChatGPT 命令文サンプル

コピー＆貼り付けで簡単にご自身の ChatGPT で使うことができるかと思います。

(1)【医師】患者説明：専門用語をわかりやすく

「LDL コレステロール」は医療従事者の皆様であれば、追加説明がなくても理解できるかもしれませんが、患者にとっては理解困難な専門用語。これを ChatGPT に解説してもらいます。

> **命令文**
>
> LDL コレステロールが高いことで何が起きるかを、5 歳児にわかるように、たとえを使って、説明してください。

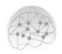

GPT

> 　LDL コレステロールが高いことは、ちょうどお部屋の中にたくさんのおもちゃが散らかっている状態に似ています。おもちゃがたくさんあると、部屋の中を歩くのが難しくなりますね。同じように、LDL コレステロールがたくさんあると、体の中の血管を流れる血液がスムーズに流れなくなります。
>
> 　それから、おもちゃが床にたくさんあると、どんどん部屋が狭くなってしまいますよね。LDL コレステロールが高いと、血管の中がどんどん狭くなって、血液がうまく流れなくなってしまうんです。
>
> 　だから、お部屋をきれいにするように、LDL コレステロールも適切な量に保つことが大切なんです。そうすれば、体の中の血管もスムーズに働いて、元気に過ごせますね。

　命令文には二つポイントがあります。

　第一に、「5 歳児にわかるように」とすることで、幼児はもちろんのこと高齢者でも理解できるように ChatGPT が説明してくれます。もちろん患者に応じて「高校生でも理解できるように」とか「**医療に詳しくない高齢者が理解できるように**」という文言にしてもいいでしょう。

　第二に、「たとえを使って」とすることで、患者が身近な話題から理解できるようになります。散らかったおもちゃにたとえることで、5 歳児は

ともかく小学生でも LDL コレステロールが理解できる説明ではないでしょうか？

　専門用語だけで患者に説明すると、患者はわかっているフリをしているだけで本当は理解していないかもしれませんし、医師の説明が少しわかりづらいなと感じるかもしれません。わかったフリをして、次回は別の医療機関にかかるということもあるでしょう。

　先述したとおり、近い将来患者と医師との間では、情報レベルの差がなくなっていきます。もちろん医師が正確な知識のもと診断することの重要性は変わりませんが、**情報格差が無くなっていく中で、医師には、コミュニケーション力や人間力が求められていくものと思われます**。ただ、専門用語は普段から院内で当たり前のように使っているため、ついつい患者の前でも専門用語や略語を使ってしまうことがあります。患者とスムーズに会話するためには、わかりやすく伝える工夫が必要になってきます。

(2)【看護職員】看護記録：箇条書きから文章に

　看護記録も、診療録と同じように文章を最後まで綺麗にするのに時間がかかったりします。箇条書きベースのメモを SOAP※に基づいて作成してくださいと指示すると、理論的で読みやすい文章を書いてくれます。

　※ SOAP とは、「Subject（主観的情報）」、「Object（客観的情報）」、「Assessment（評価）」、「Plan（計画）」の頭文字をとったもの。医療の場で広く使用される記録方法の一つ。

命令文

下記の患者さんの看護記録を **SOAP に基づき項目ごとに作成**してください。

S（主観的情報）

O（客観的情報）

A（アセスメント・評価）

P（看護計画）

女性 75 歳

体温：37.9° C、脈拍：93、血圧：111/70、SpO2: 93%

・定期的に空咳をしている。チアノーゼはないものの、聴診にて左肺に副雑音あり。

・昼食を食べた後から少し息苦しさを感じる。

・息苦しさや空咳、聴診の結果から、排痰が不十分であることが考えられる。自己排痰が困難なため、排痰を促す必要がある。

・排痰を促すべく、吸引・体位ドレナージを行い、定期的に SpO2 の観察を行う。 また、場合によって呼吸リハビリテーションも実施する。

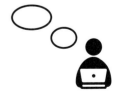

GPT

SOAP に基づく看護記録の例を以下に示します。

S（Subjective：主観的情報）

患者は昼食を食べた後から少し息苦しさを感じていると述べています。また、定期的に空咳をしていることを自報しています。

O（Objective：客観的情報）

患者は 75 歳の女性で、体温は 37.9°C、脈拍は 93、血圧は 111/70、SpO2 は 93% と測定されました。チアノーゼはなく、聴診では左肺に副雑音が確認されました。

A（Assessment：評価）

患者の息苦しさ、空咳、および聴診結果から、排痰が不十分であることが示唆されています。また、自己排痰が困難であることから、呼吸器系の問題が存在している可能性が考えられます。

P（Plan：計画）

排痰を促進するために、吸引や体位ドレナージを実施します。また、定期的に SpO2 の観察を行い、酸素飽和度の低下を早期に察知します。状況に応じて、呼吸リハビリテーションも実施することで呼吸機能の改善を図ります。この看護計画の目的は、患者の呼吸の快適さ

を改善し、酸素化の状態を最適に保つことです。

　看護記録は電子カルテにタイピングで入力する場合と、最近では音声入力するケースも出てきているかと思います。音声入力の場合には、SOAPの指示の他、後述する「ケバ取り」(P58〜59) など文章の校正も合わせて指示するといいでしょう。

(3)【看護職員】入院診療計画書作成：患者の個別性も反映

　入院診療計画書はどの患者でも同じような文書になりがちです。厚生局の適時調査では、「看護計画の内容が画一的であり、個別性がない計画が認められたため、看護初期計画と連動させ個々の患者の病状等に応じた計画を立て、入院診療計画書に記載するよう改めること」と指摘されることもあるようです。

　同じ疾患であっても患者の背景や家族の希望などに応じて、アレンジすることで、患者へのケアに個別性が出てくるのではないでしょうか。

命令文

下記条件をふまえ、**75歳女性認知症患者**に適した【入院診療計画書の例】をアレンジしていただけますでしょうか？

#条件

1 面会制限があり**家族は早期退院を望んでいる**

2 認知症があるもののペットの写真を見ると落ち着く

3 **筋力低下で自宅に帰った後転倒しないように**

4 キーパーソンは女性の娘50歳

【入院診療計画書の例】

　日常生活を援助し、症状の克全が図れるように安静の保持、点滴の管理及び全身状態の把握に努めます。症状による苦痛が早期に良くなられるよう看護します。また予定の検査に対して十分説明をさせていただき安心して検査が行われるよう援助させていただきます。心身共に最善の状態で手術に臨めるように、また手術後は苦痛が最小限で1日でも早く退院できるように援助させていただきます。

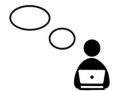

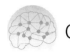
GPT

【入院診療計画書】

　入院診療の目的は、日常生活の援助を行い、認知症の症状を最大限に克全し、さらに筋力低下による転倒リスクを減らすことです。当院では、安静の保持と全身状態の把握を行いながら、患者様の状態に対する適切なケアを提供します。

　1. 患者様の心地よさと安心感を保つため、日常生活の援助とともに、ペットの写真を定期的に見せて落ち着きを得られるようにします。
　2. 面会制限がありますが、女性の娘様とのコミュニケーションを可能な限り確保します。ビデオ通話や電話でのコンタクトを設定し、家族との連携を図ります。
　3. 筋力強化と転倒予防のためのリハビリテーションを行います。退院後の安全を考慮し、独立した生活を続けられるように援助します。
　4. 早期退院が目指されていることを考慮し、症状の早期改善を図るために、適切な看護と治療を行います。
　5. 患者様やその家族に対して予定されている検査や治療について十分な説明を提供し、心身ともに安心して医療行為を受けられるように援助します。

　以上のようなアプローチを通じて、患者様が安全かつ早期に退院で

き、家庭での生活を最大限に楽しむことができるように、全力を尽くします。

　個別の患者の情報は、命令文にあるようにできるだけ細かいほうがいいでしょう。「＃条件」を入院される患者に応じて情報を変えるだけで【入院診療計画書の例】については、基本的に同じものを使います。すると、患者に応じて異なる入院診療計画書が完成します。

　入院基本料の基準になっているからとりあえず「入院診療計画書」を作ろうではなく、時間を割いて作った計画書を患者の個別的なケアに活かしていきたいところです。

（4）【看護職員】入退院の病室決定：個室、酸素吸入など条件を入れる

　病棟で頭を悩ませるのが入退院の調整。特に急性期病院では毎日入退院が繰り返されます。同日の午前退院、午後入院となると、病室決定にはできるだけ時間をかけず判断したいところです。そこで、ChatGPTに病室選択に関する質問をしてみます。

命令文

あなたは病棟の看護師長です。
それぞれの部屋の特徴は下記の通りです。

201　個室　スタッフステーションの近く　差額ベッド代5,000円
酸素吸入可

202　個室　スタッフステーションの近く　差額ベッド代 5,000 円　吸引可

203,204,205,206　4 床室　男性部屋　1 床　酸素吸入可能

207,208,209,210　4 床室　女性部屋　1 床　酸素吸入可能

211　個室　スタッフステーションから遠い　差額ベッド代 5,000 円

212　個室　スタッフステーションから遠い　差額ベッド代 5,000 円

　今の病床の利用状況は下記の通り。○は空床、×は入院済。

201　×　退院不可

202　×　退院可能　ただし、紹介先の介護施設を探す必要がある

203　○

204　×　退院不可

205　×　退院不可

206　×　退院不可

207　×　退院可能　ただし、病院でのリハビリの継続が必要

208　×　退院不可

209　×　退院不可

210　×　退院不可

211　○

212　×　退院可能　ただし、患者家族が退院先として特別養護老人ホームを希望しており、入所待ちの状態で、当面退院不可

　本日下記の 4 名の新入院患者の予定がある。4 名全員を入院させるためには 2 名を退院させるか、新入院予定患者のうち入院を先延ばしにするかどうかを検討する。

Aさん　79歳男性、経済的に苦しく差額ベッド代を負担できなそう、認知症なし

Bさん　85歳女性、ご家族が個室入院希望、認知症が重く時々奇声を発する

Cさん　45歳男性、入院せずに自宅から車椅子により外来受診で対応可能な余地あり

Dさん　90歳女性、多床室希望だが交渉可能、酸素吸入必要

　それぞれの事情を勘案しながら、適切な部屋に入院させる計画と、退院させる病室を考えてください。

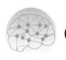

GPT

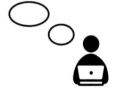

　現状の病床利用状況を見ると、新規入院が可能な病床は2床しかありません。4名の新入院患者を全員受け入れるためには、退院が可能な患者を見つけるか、新入院予定者の中から入院を先延ばしにする選択肢があります。

　それぞれの患者さんの事情を鑑みて、以下のように配置することを提案します：

　1. A さん（79 歳男性）：A さんは経済的に差額ベッド代を負担できなそうなので、203 号室の 4 床室男性部屋を提案します。

　2. B さん（85 歳女性）：B さんのご家族は個室を希望されています。ただし、現在個室は全て使用中です。もし速やかに退院が可能な患者がいれば 202 号室を考えますが、それが難しい場合は一時的に 207 号室の 4 床室女性部屋を使用してもらい、個室が空き次第移動していただくという提案をします。

　3. C さん（45 歳男性）：C さんは入院せずに自宅から車椅子により外来受診で対応可能とのことですので、入院は先延ばしにし、一旦外来での診療を続けることを提案します。

　4. D さん（90 歳女性）：D さんは多床室を希望されていますが、酸素吸入が必要なので、211 号室の個室を提案します。これには差額ベッド代が発生しますが、こちらは交渉可能とのことなので、具体的な話し合いを行う必要があります。

　次に退院させる病室についてですが、現状で退院可能とされている患者さんが 202 号室と 207 号室にいます。しかし、202 号室の患者さんは紹介先の介護施設を探す必要があるため、すぐには退院できない可能性があります。207 号室の患者さんは病院でのリハビリの継続が必要とのことなので、別の病院や施設への移動が可能かどうかを調査する必要があります。この 2 名の患者さんの具体的な状況を把握した上で、退院のプロセスを進めることを提案します。

　命令文でまずポイントになるのが、部屋ごとの特徴です。スタッフ（ナース）ステーションに近い個室であるとか、酸素吸入が可能な部屋であるとか、そういった条件を入れていきます。差額ベッドの有無や男性部屋や女性部屋も重要な情報です。

　入院予定患者の情報も詳しければ詳しいほどいいでしょう。認知症の有無、差額ベッド代を負担できる経済力があるか等々。同様に退院可能性のある病室に関する情報も個別事情を入れていきます。

(5)【医局秘書】当直表作成：図表もお任せ

　当直表の作成は地味ですが、時間がかかります。とりあえずのたたき台を作るのが大変で、その後各医師間の調整もあります。当直表のたたき台を ChatGPT に作ってもらいましょう。

命令文

病院の 2023 年 7 月の当直表の作成をお願いしたいです。
　内科系医師：近藤、山田、川崎、渡辺、野村
　外科系医師：加藤、高橋、織田、川辺
　休日：土曜日、日曜日、祝日
　平日：月曜日から金曜日（休日を除く）

【制約条件】
当直体制は、内科系、外科系の2科体制
同じ医師が日を連続して当直しないようにする
休日の日数はなるべく各個人で均等になるようにする

平日の日数はなるべく各個人で均等になるようにする
近藤は 7 月 1 日と 7 月 15 日が当直ができない
山田は 7 月 11 日と 7 月 25 日が当直ができない
加藤は 7 月 8 日と 7 月 30 日が当直ができない
織田は 7 月 16 日と 7 月 26 日が当直ができない
休日も含めすべての日に当直を割り当てる必要がある

2023 年 7 月の日本の祝日は以下の通りです。
7 月 17 日 (月) : 海の日

以下の手順でステップバイステップに当直表を作成してください。
＃ステップ
1.　2023 年 7 月のカレンダーを作成し、平日と休日を明示する。
2.　祝日をカレンダーに追加する。
3.　各メンバーの不在日をカレンダーに記入する。
4.　平日および休日の合計日数を計算し、メンバー数で割ることで、各メンバーが担当すべき平日および休日の目安日数を計算する。
5.　制約条件を満たすように、各メンバーを平日と休日に割り当てる。
6.　割り当てが終わったら、各メンバーの平日および休日の合計日数を確認する。
7.　各メンバーの日数の合計の差が 2 以上ある場合ステップ 5 に戻る

以上の手順に従って、「内科系」当直表の作成をお願いします。
日付、曜日、担当者の 3 列の表にして出力してください。

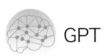

　了解しました。ご指定いただいた制約条件を考慮して、内科系の医師の当直表を作成します。

　2023年7月の平日（月曜日から金曜日）は22日間、休日（土曜日、日曜日、祝日）は9日間あります。

　それでは、「内科系」の当直表を作成します。

日付	曜日	担当
1	土	渡辺
2	日	野村
3	月	川崎
4	火	近藤
5	水	山田
6	木	渡辺
7	金	野村
8	土	川崎
9	日	近藤
10	月	山田
11	火	渡辺
12	水	野村
13	木	川崎

14	金	近藤
15	土	山田
16	日	渡辺
17	月	野村
18	火	川崎
19	水	近藤
20	木	山田
21	金	渡辺
22	土	野村
23	日	川崎
24	月	近藤
25	火	渡辺
26	水	野村
27	木	川崎
28	金	近藤
29	土	山田
30	日	渡辺
31	月	野村

　紙面の都合上、内科系の当直表のみ示しています。この表では、各メンバーが不在の日には当直を割り当てていません。また、各メンバーの平日および休日の当直日数が均等になるように割り当てています。医師の働き方改革の観点からも同じ医師が日を連続して当直することがないようにしています。

　ChatGPT は米国製のサービスなので、日本の祝日についてはわかっていません。指示の中に祝日がいつなのかを示すことも重要です。本命令文

では、7月17日が海の日であることを注釈として入れています。

　表で出力する場合には、「日付、曜日、担当者の3列の表にして出力」は重要な指示になります。このような指示がないと単なる文章ベースの回答になってしまいます。

(6)【管理栄養士】献立表作成：病院・介護施設共通

　次に献立表の作成についてです。入院患者や入所患者に対する献立表になると、365日分作成する必要があり、飽きさせないために異なるメニューを作るのは意外に大変なものです。

命令文

　私は管理栄養士です。病院で高齢者が食べたくなるような夏野菜を使った朝、昼、夜の３食の献立を考えています。３食合計のカロリー等の条件は下記の通りです。

　カロリー 1800 kcal 程度
　たんぱく質 70 g 程度
　食塩 7 g 以下

　また、献立表の作成の条件は次のようなものです。
・御飯、パン、麺のいずれかを主食に入れる
・夏野菜を随所で使う
・主食がご飯の場合、味噌汁をつける（味噌汁の具はお任せします）
・朝は牛乳もしくはヤクルト
・塩分を 7g 以下にするため、必要に応じ減塩醤油、お酢を使う
・主食は魚、肉とバランス良く。肉に偏らないようにする。

　以上の手順に従って献立表を罫線付きで作成してください。献立表は毎日異なるメニューでお願いします。表は、縦の行は朝食、昼食、夕食の３行、横の列は１日目、２日目といった日を表示し、３日目まで作成してください。

GPT

	1日目	2日目	3日目
朝食	ご飯（150g）	パン（2枚）	納豆ご飯（150g）
	味噌汁（なす）	ヤクルト	味噌汁（大根）
	野菜たっぷりスクランブルエッグ	ハムとチーズのサンドイッチ	朝ごはんサラダ（トマト、きゅうり）
	ヤクルト	野菜ジュース	ヤクルト
昼食	冷しゃぶサラダ（トマト、きゅうり、豚肉）	焼き魚（鯖）、梅干し、冷奴	サラダうどん（なす、ピーマン、揚げ豆腐）
	ご飯（150g）	ご飯（150g）	ミニトマトときゅうりのおかか和え
	味噌汁（わかめ）	味噌汁（とうもろこし）	ヤクルト
夕食	揚げなすのみそ炒め	さばのみそ煮、ほうれん草のおひたし	チキンソテー、野菜サラダ
	魚（鯵）の塩焼き	ご飯（150g）	ご飯（150g）
	ご飯（150g）	味噌汁（白菜）	味噌汁（豆腐とわかめ）
	枝豆	ヤクルト	枝豆

　命令文に「**私は管理栄養士です。**」と、冒頭で自分の立場を示しています。管理栄養士という立場を示すことにより、塩分やカロリーをふまえた献立を ChatGPT に作成して欲しいというメッセージになります。

　また、「高齢者が食べたくなるような」とか「夏野菜を使った」と限定

を入れることで、より病院や介護施設で提供する季節的な食事に近づけることができます。また、**冷蔵庫にある具材に限定して作ってほしいという指示も可能**です。

　前述しましたが、表の作成を依頼するときは列（縦）、行（横）に何を記載するのか細かく指示をしたほうがいいです。また罫線を付けることも指示に加えるとなおいいです。その結果、表ベースで1日目、2日目、3日目と罫線付きで出力されます。

　献立表の作成のようなルーチン業務をできるだけ効率化することで、診療報酬として算定できる栄養指導などに時間を割く。これは、管理栄養士以外の医療従事者も同様ではないでしょうか？

(7)【事務部門】議事録作成：文字起こし文章をキレイに
　議事録の作成はどの病院でも悩まれている作業の一つ。時間がかかる割に生産性が少ない。しかし、病院機能評価や院内の情報共有のために必要だったりします。

　とあるM病院は、議事録作成を全て手作業で行っているとのことでした。会議中にメモを取るためにパソコンか手書きでメモをし、後でそれをまとめて議事録を作成しているのです。しかし、この方法には欠点があり、書く内容がその人の主観によって選ばれている部分があり、重要なポイントが漏れてしまう可能性があります。
　また、**人がメモをする場合、全てを網羅しているとは限らず、重要な箇所を見逃している可能性があります。**コロナクラスター発生時の感染対策委員会では、細かい情報も含めて網羅性を確保することが重要ですが、全

て人力だと時間がかかってしまいます。

　そこで、市販の文字起こしのソフトを利用することになります。いろいろなソフトを試しましたが、全て完璧に会話を再現するものはないようです。「AmiVoice」という医療向けの専用ソフトがあり、私が話した専門的な内容も下記のようにしっかりと再現されています。

　「今日は診療報酬改定時に特に 2024 年の診療報酬改定の情報についてお話をしていきたいと思っております。急性期一般入院基本料の 7 対 1 の見直しについて看護必要度であるとか、在宅復帰率、この辺の見直しが予想されると思うんですが、よりこの急性期病院のほうが経営が厳しくなってくるんではないかなと予想しております。」

　「看護必要度」とか「急性期一般入院基本料」といった専門的な用語も、「AmiVoice」なら正確に文字起こししてくれています。文字起こしの再現性は高いのですが、費用的に見合わない場合もあります。

　他にも文字起こしソフトはたくさん出ているので、安価でかつ高精度なソフトウェアがあるのであればそちらを選択したいところです。私は「Notta」というソフトを使っています。月 1,800 分までの文字起こしで、月 1,200 円の利用料金です。**「Notta」は話者ごとに区別して文字起こしをしてくれ、Zoom の動画の他、iPhone などで録音した音声などにも対応**しています。

(長) 長
今度あれなんすようちの事務所で、社内 ChatGPT をやる予定で C で
ChatGPT をすごい詳しい方も呼んでもうはい、もう法人全体として
使っともったいないなと思ってですね、

(大) 大田先生
もったいないですね結構私的にはやっぱりす。事務的な速度感が 1.2
倍ぐらいにはなったかなっていう印象なんですよね。使ってると、

(長) 長
間違いないと思います

(大) 大田先生
ただ現場のスタッフがどこまでね使うかっていうときがちょっとあれ
ですけど管理職とかより上の人は持つか、倒した方がいいなっていう
のは、タイカンとして、はい、あります。それでちょっとすいません
すごいスタスタないというか僕ものすごい作っちゃってごめんなさい
ちょっといいですか。

(Notta の文字起こし例 第 2 章の原稿はこれをもとに作成)

　ただ、文字起こししたものをそのまま議事録としては使えないので、
ChatGPT により校正をすることになります。

　ChatGPT にラジオ音声の文字起こし文章の校正をお願いしてみます。

命令文

条件をもとに下記文字起こし文章の校正をお願いします。

#条件
1 ケバ取り（えー、あー、このーなどそれ自体では意味をなさない短い言葉の削除)
2 誤字脱字の修正
3 前後の文脈から変な箇所を修正
4 校正後文章のみで他の記述はしない

文字起こし文章
>類似のサービスがあります例えばワードっていうのが Google が出してる AI ですね、Bing っていうのはマイクロソフトですけれどもこの3社があるわけなんですが、それぞれ違いがあるわけです。ただですね私いろいろ使ってますけど別にバードと Bing ってあんまり使ってないっすね。

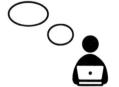

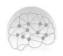GPT

> 類似のサービスとしては、Google の Bard や Microsoft の Bing が
> ありますが、それぞれに違いが存在します。私自身は様々なサービス
> を使用していますが、特にBardやBingを利用することは少ないです。

　文字起こし文章でも、ニュアンスは理解できますが、読みづらく、いく
つかの不要な表現があります。そこで、この文章を ChatGPT にそのまま
貼り付けて、「ケバ取り」により削除します。「ケバ取り」とだけ指示する
と理解してくれない場合があるので、「ケバ取り」の意味も追加で記述し
たほうがいいでしょう。

　漢字の変換間違いについては「誤字脱字の修正」という指示が有効です。

　また、「前後の文脈から変な部分を修正」とすると、「ワード」が
「Bard」に正しく変換されたりします。「ワード」は Microsoft 社の製品であ
り、「Bard」がGoogle社の製品であると認識し修正したものと思われます。

　他にも命令文として必要に応じて以下のような文章を追加してもよろし
いかと思います。

「**文脈に応じて段落を変更する**」

「**専門用語を簡単な言葉に言い換える**」

「ですます調からである調に変更する」

「**適切に句読点を加える**」

(8)【事務部門】財務資料作成：事業計画や収益シミュレーション

　次は事務部門で使われる財務資料について。診療所で1日どのぐらいの外来患者を見ていれば損益分岐点（黒字と赤字の境目）を超えることができるかどうかをChatGPTに考えてもらいます。

命令文

　内科クリニックです。平均外来単価7,000円、1日外来患者数50人、月診療日数22日、変動費率20%、月固定費500万円の場合、下記テーブルの作成をお願いします。

　# 出力

　・テーブル形式：（月，損益分岐点売上高，固定費，変動費，損益分岐点必要患者数）

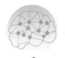

GPT

月	損益分岐点売上高（円）	固定費（円）	変動費（円）	損益分岐点必要患者数（人）
1	6,250,000	5,000,000	1,250,000	892（月），41（日）

　この命令文のポイントは、テーブル（表）形式です。表の列にどのような項目を入れていくのか具体的に指示をします。一列目は○○、二列目は○○という指示をしなくても、上記のような指示により五列の項目名について指示ができたことになります。

　ちなみに、1 日損益分岐点必要患者数は 41 名であり、現在 50 人の患者を診ているので、黒字になっていることがわかります。

(9)【事務部門】財務分析：財務諸表の問題点を指摘

　ChatGPT のプラグイン（拡張機能）を使うと、Web ページにある財務諸表を分析してくれます。楽天の財務データを基に財務分析をしてもらいます。ChatGPT の有料版である GPT-4 の「WebPilot」から命令をします。ちなみに Web にあるサイトの分析をする場合は「WebPilot」を使いますが、**Web にある PDF の分析をする場合は「AskYourPDF」を使う**といいでしょう。「WebPilot」や「AskYourPDF」などを利用するためのプラグインの使い方については P81〜83 において詳述しています。

回次	第24期	第25期	第26期
決算年月	2020年12月期	2021年12月期	2022年12月期
売上収益（百万円）	1,455,538	1,681,757	1,927,878
営業利益又は損失 (Non-GAAP)（百万円）	-102,667	-224,999	-325,645
営業利益又は損失 （百万円）	-93,849	-194,726	-363,892
税引前当期損失（百万円）	-151,016	-212,630	-407,894
当期損失（百万円）	-115,838	-135,826	-375,911
当期包括利益（百万円）	-132,401	-73,041	-305,976
親会社の所有者に帰属する持分（百万円）	608,738	1,093,719	813,730
総資産額（百万円）	12,524,438	16,831,221	20,437,298
基本的１株当たり当期利益（円）	-84.00	-87.62	-235.00
希薄化後１株当たり当期利益（円）	-84.00	-87.62	-235.00
親会社所有者帰属持分比率（％）	4.9	6.5	4.0
親会社所有者帰属持分当期利益率（ROE）（％）	-17.0	-15.7	-39.1
営業活動によるキャッシュ・フロー（百万円）	1,041,391	582,707	-257,947
投資活動によるキャッシュ・フロー（百万円）	-303,347	-611,830	-952,408
財務活動によるキャッシュ・フロー（百万円）	808,108	1,402,265	1,486,684
現金及び現金同等物の期末残高（百万円）	3,021,306	4,410,301	4,694,360
従業員数(名)	23,841	28,261	32,079

（楽天グループ株式会社 財務データ）

命令文

　下記ページの楽天の財務データに基づき、財務上の問題点を３つ挙げてください。

https://corp.rakuten.co.jp/investors/financial/data.html

GPT

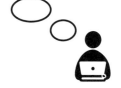

　楽天の財務データを見ると、以下のような財務上の問題点が見受けられます。

　1. 増加する損失：2020 年から 2022 年までの３年間で、楽天の営業利益又は損失、税引前当期損失、当期損失が増加しています。これは、楽天が収益を上げることができず、経済的な損失を被っていることを示しています。

　2. 負の ROE：2020 年から 2022 年までの３年間で、楽天の親会社所

有者帰属持分当期利益率（ROE）が負の値を示しています。ROE は企業の収益性を示す指標であり、負の値は企業が投資に対して利益を生み出せていないことを示しています。

3. 負のキャッシュフロー：2022 年の営業活動によるキャッシュ・フローが負の値を示しています。これは、楽天の営業活動がキャッシュを消費しており、企業の流動性に問題がある可能性を示しています。

これらの問題点は、楽天が経済的な困難に直面していることを示しています。しかし、これらの指標だけで楽天の全体的な財務状況を判断するのは難しいため、他の財務指標や業績予想、業界動向なども考慮に入れることが重要です。

これだけ簡単に財務分析ができるようになってくると、将来的には財務コンサルタントも要らなくなるかもしれません。私は公認会計士ですが、これだけの財務分析ができていれば人間の公認会計士にもヒケをとらないレベルかなと思います。

公認会計士のような士業にありがちなのは謙虚さが欠けてしまうこと。何度も同じ質問されると機嫌が悪くなったり、あまり調べずに主観を述べてしまうことがあります。しかし、ChatGPT のような AI はそのような感情を持っていないため安定したレベルの回答を何度でもすぐに答えてくれます。

今は専門的な質問に対しては精度が低い ChatGPT ですが、弁護士ドットコムのように ChatGPT を活用した法律相談チャットサービスの提供も始まっています。近い将来、専門分野でも正しい回答をしてくれます。

（10）【薬局】減薬提案：患者も調べてくることが前提に

　では、医療現場に話を戻します。減薬の提案についてです。患者が多くの種類の薬を服用し、副作用に悩んでいるケースがあります。調剤薬局の薬剤師として患者にどのようなアドバイスをすればいいでしょうか？

命令文

　私は、A 調剤薬局に勤務する薬剤師です。下記患者に A 調剤薬局に処方された薬について減薬の提案を行い、医師に減薬にかかる服用薬剤情報提供書を報告したいと考えている。**医師が納得できるような**「薬剤に関する提案」の文案作成をお願いします。

　＞ 90 代前半男性
　薬は本人管理
　既往歴：前立腺がん、網膜症、白内障（手術済）、糖尿病、高脂血症、便秘

　・飲み忘れがあり残薬にバラツキが出てしまうと相談あり。
　・残薬が多い背景として服用薬剤の種類が多いことが原因の 1 つと考えられる。
　・消化器症状は安定しているが消化薬の漫然投与があり、他医院より同種同効の薬剤が処方されている。
　・患者に減薬の意向があるか確認。本人より「減らせるのであれば減らしたい」と話あり。
　・1 日 3 回の薬剤でとくにコンプライアンスが悪い。

66

A 調剤薬局に処方された薬（減薬対象）

S・M 配合散 3.9g　毎食後

ストロカイン錠 5mg3 錠　毎食後

ピレンゼピン塩酸塩錠 25mg3 錠　毎食後

プラバスタチンナトリウム錠 10mg1 錠　朝食後

グリメピリド OD 錠 1mg1 錠　朝食後

ツムラ八味地黄丸エキス顆粒 5g　朝・夕食前

B 調剤薬局に処方された薬（対象外）

マグミット錠 250mg3 錠　毎食後

ミヤ BM 錠 3 錠　毎食後

イトプリド塩酸塩錠 50mg3 錠　毎食前

センノシド錠 12mg1 錠　就寝前

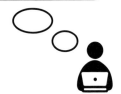

GPT

　患者様は、現在 8 種類の薬を日々服用されておりますが、その中で特に「1 日 3 回服用」の薬の飲み忘れが多いとのことでした。また、本人からは「減らせるのであれば減らしたい」との意向があるとのことです。

　そこで、以下の 2 つの薬について減薬を提案いたします。

1. S・M 配合散 3.9g　毎食後
2. ピレンゼピン塩酸塩錠 25mg 3 錠　毎食後

　これらはいずれも消化器症状に対する薬であり、患者様の消化器症状は現在安定しているとのことです。また、他医院より同種同効の薬剤が処方されている事実から、重複投与が疑われます。したがって、これらの薬の減薬を検討していただければと思います。

　命令文の一つ目のポイントは「私は、A 調剤薬局に勤務する薬剤師です。」になります。どの立場から質問しているかにより ChatGPT の回答が異なってきます。薬剤師という薬の専門家からの質問なので、ChatGPTとしても専門用語を使って回答することは問題ないと判断します。

二つ目のポイントは「医師が納得できるような」。患者に対して説明するのかそれともプロフェッショナルに説明するのか限定しています。これにより専門家同士の文書のやり取りに対して回答することになります。

三つ目のポイントは患者のプロブレムリスト（臨床上の問題点）をできるだけ細かく記載することです。些細な情報でも記述したほうがより正確な回答を得ることができます。

Google 検索の場合、個々の薬の効果や副作用を調べることはできます。しかし、複数の処方薬の中でどの薬を減らすべきかという助言をGoogle 検索により得ることは難しいはずです。今まで患者としては調べようがなかったものが、ChatGPT により回答までたどり着くことができる。まさに、医療専門家と患者との間の知識格差が無くなりつつあるわけです。

(11)【薬局】調剤薬説明：患者に応じてアレンジ

（10）で減薬対象候補となった２つの薬について、薬剤師が患者に説明する場合を考えてみます。上記回答に引き続き、下記命令文を ChatGPTに質問すると、（10）の命令文・回答文をふまえて回答してくれます。

命令文

　減薬対象として考えている 2 つの薬について **90 代前半の男性に納得いただけるよう**、たとえを使いながら多剤投与のリスクについて説明をしたい。**専門用語をできるだけ避けた**説明文章を考えてもらえますでしょうか？

>1. S・M 配合散 3.9g　毎食後
2. ピレンゼピン塩酸塩錠 25mg 3 錠　毎食後

GPT

　あなたが現在お飲みになっている薬は、それぞれが異なる効果を持っていて、それぞれがあなたの体の特定の部分を助けています。ただ、これらすべてが必要なものなのかを見直すことは大切なことです。なぜなら、多くの薬を服用することにはリスクもあるからです。

　たとえ話を使うと、薬を服用することは、あなたの体が町であり、薬は町を守るための警官たちだと考えてみてください。それぞれの警官（薬）は、特定の役割を果たすために町（あなたの体）に派遣されます。

　しかしながら、あまりにも多くの警官がいれば、彼ら自身が混乱を引き起こすことがあります。警官たちがお互いに衝突したり、誤って

町の住民に迷惑をかけることもあります。これが、多くの薬を服用することによるリスクと同じです。薬が多すぎると、それらが互いに干渉し合って予期しない副作用を引き起こすことがあります。

　今回、私たちは特に「S・M配合散」と「ピレンゼピン塩酸塩錠」の2つの薬を見直すことを提案しています。これらは、あなたの「町」である体を守るための「警官」たちの一部ですが、彼らがいることで他の「警官」たちの役割を妨げている可能性があります。そのため、これら2つの薬を減らすことで、「町」全体がよりスムーズに運営される可能性があると考えています。ただし、これはあくまで提案であり、最終的な決定はあなたの主治医が行います。

　命令文のポイントは「90代前半の男性に納得いただけるよう」、「専門用語をできるだけ避けた」。医療に詳しくない高齢者の男性でも理解できるような文言で説明して欲しいという指示になります。

　この回答をそのまま現場で口頭で説明される方はいないと思いますが、とりあえずのたたき台として参考にするのはありかなと思います。「警官」と「町」にたとえるとわかりやすいかもしれない。他のたとえ方はないか。そのような感じで患者に応じて説明の仕方を変えていくのは患者満足度向上につながるのではないでしょうか？

　ここから番外編として、山元記念病院（佐賀県伊万里市）への取材に基づき、現場で使えそうな命令文を紹介します。

番外編：山元記念病院での実践例

命令文

　下記文章を条件をもとに変更してください。下記文章は社員が使う職員寮に関する規定からの文章です。

　# 条件
　・漢字は小学 5 年生までに習う常用漢字を使用
　・小学 5 年生でも理解できるように
　・身近なたとえを使う

　＞この規定は、社員の福利厚生を図るために法人が所有し、管理に関し必要な事項を定める。

GPT

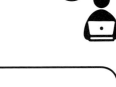

　この規定（きまり）は、会社のみんなが幸せに暮らせるように、会社が持っている寮の運営についての大切なルールを決めています。これは、学校の先生が校則を作るのと同じように、みんなが安心して生活できるようにするためのものです。

　山元記念病院では、外国人雇用を積極的に行っており、英語があまり得意でないスリランカ人の方も介護職員として働いています。彼らに日本語の文書の規程を見せても漢字が多く、理解できないという問題点がありました。規程をスリランカの公用語であるシンハラ語やタミル語に翻訳しようとしても、DeepL や Google 翻訳では対応してないか、対応していても翻訳が正確でなかったりします。そこで、**日本語をできるだけ漢字を省き、さらにたとえを使った文章にしたのが上記になります。**

命令文

　私は病棟の看護師長です。看護部全体に議事録として報告したいです。下記メモを前後が繋がるような文章にしてください。

　# 条件

　1　である調で

　2　句読点を適切に入れる

　3　略語については相手に伝わる表現にする

　> 2.　師長・委員会報告（教育師長）

　1）令和 5 年度看護部教育委員

　　スキルチェック 100 項目の運用

　　ラダーの作成　看護部の役割の検討中

　まずはラダーの構築　F 主任が作成したチェック 100 項目作成できている

　新人看護師へ使用して支援してほしい。字が小さかったり、項目が多かったり使いにくい面もあるが、使用しながら問題点をあげてほしい。

　施設でも活用してほしい。

　意見をまとめて教育委員で検討する　　到達目標についての質問

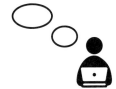

GPT

　次に、教育師長からの師長・委員会報告について述べる。

　まず、令和5年度看護部教育委員についてだ。当年度の看護部教育委員の主な課題として、スキルチェックの100項目の運用とラダーの作成、そして看護部の役割の検討が挙げられる。まずはラダーの構築に取り組んでおり、F主任が作成した100項目のチェックリストを元にラダーを構築する。これにより、新人看護師への支援を行う。

　このチェックリストは、字が小さかったり項目が多かったりと使いにくい面もあるが、それらを使用しながら問題点を洗い出すことを求める。また、施設でもこのチェックリストを活用してほしいとのことだ。

　そして、これらの意見を教育委員と共にまとめ、検討を行う。特に到達目標についての質問や意見があれば、教育委員にて取り上げる。以上が教育師長からの報告である。

　上記は、山元記念病院の看護師長会議での箇条書きメモを文書化させたものです。キレイな文章を作るには意外に時間がかかるもの。まずは ChatGPT がたたき台の文章を作ってくれるだけでも楽になります。

　最終的には人間がチェックし、校正するものの ChatGPT のたたき台を活用することで業務時間の短縮につながるのです。

5 ChatGPT の拡張機能と画像生成 AI

　前ページまでは、ChatGPT 本体で使える機能を主に述べてきました。ここからは ChatGPT の拡張機能や画像生成 AI を紹介していきます。**拡張機能は ChatGPT の弱点を補う**ものなので、活用されることをオススメいたします。

（1）引用元ページを表示させる

　まずは、無料で誰でも使える Google Chrome（ウェブサイトを閲覧するためのソフト）の拡張機能です。Google Chrome のページで右上の縦に三つ並んだ三つの点をクリックすると「拡張機能」があります。

　「拡張機能」→「Chrome ウェブストアにアクセス」をクリックし、使いたいサービスを検索します。これから紹介する「WebChatGPT」を検索窓に入れて「Enter」を押します。

新しいタブ			⌘T
新しいウインドウ			⌘N
新しいシークレット ウインドウ			⇧⌘N
履歴			▶
ダウンロード			⌥⌘L
ブックマーク			▶
拡張機能			▶
ズーム	−	100%　+	⌄⌄
印刷...			⌘P
キャスト...			
検索...			⌘F
その他のツール			▶
編集	切り取り	コピー	貼り付け
設定			⌘,
ヘルプ			▶

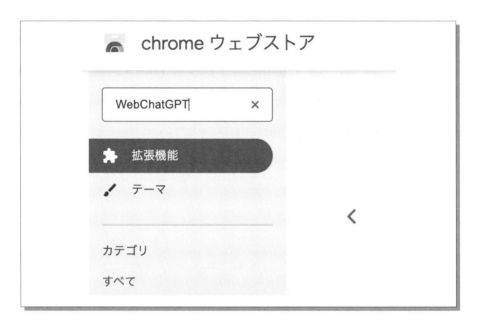

「WebChatGPT」のアプリが表示され、ダウンロードすることができます。

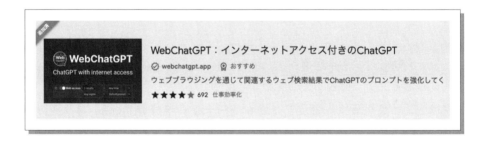

その中で、「WebChatGPT」という拡張機能を使うと、例えば「電子処方箋を患者が利用することのメリットを2つ教えてください。」という質問に対し、引用ページと共に回答してくれます。

命令文

電子処方箋を患者が利用することのメリットを2つ教えてください。

GPT

　電子処方箋を患者が利用することのメリットとしては、以下の2つが挙げられます。

1. 紙の処方箋を失う心配がなく、薬局にも忘れずに持っていくことができます。紙の処方箋が不要になるため、これらの問題を解消することができます[1]。さらに、マイナンバーカードや健康保険証を提示するだけで薬を受け取ることができ、便利さも増しています[2][3]。
2. 医療機関や薬局で過去3年間の薬剤情報や最新の処方・調剤結果を参照することができ、情報共有が容易になります。これにより、重複投薬の防止や併用禁忌の確認が可能となり、安全性が向上します[3]。

以上のように、電子処方箋の利用は患者にとって多くの利点をもたらします。

　[1] をクリックすると、厚生労働省の「電子処方箋」のホームページに飛びます。

(2) 長時間 YouTube 動画を文章要約

　こちらも Google Chrome の拡張機能の「ChatGPT Summary」。YouTube の動画を文章に要約してくれます。

　河野大臣のマイナンバーカードに関する動画は 27 分ありますが、全てを視聴するのは時間がかかります。そこで、**「ChatGPT Summary」を使うと、文章ベースで要約が出てきます。**

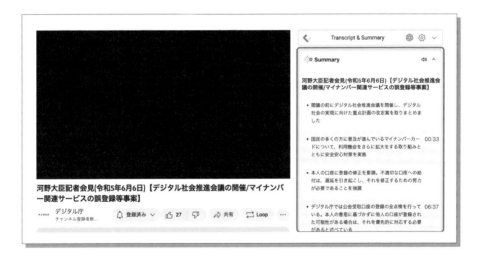

　そして、この要約の中には時間（○○分○○秒）が出てきて、その部分をクリックすると該当部分に直接飛ぶことができます。長時間の動画でも興味のある部分だけ閲覧することが可能になるわけです。中医協の診療報酬改定の解説動画になると 1 時間を超えるような場合もあります。自身の

病院に関係のある部分だけ試聴したい。もしくは、ざっと概要を把握したい。そんな時に、「ChatGPT Summary」が使えます。

(3) 大量ページの PDF を要約

　別の拡張機能も使ってみます。ChatGPT の Plugins（プラグイン）です。これは ChatGPT 有料版を使っている方だけが利用できます。「Settings」をクリックすると、「Plugins」があるので、これを緑になるように表示させれば利用することができます。

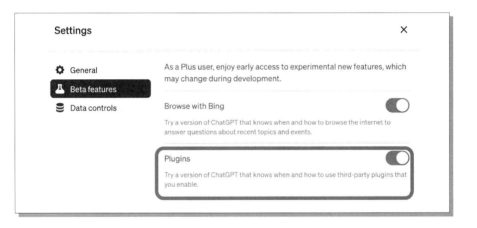

　私がもっとも利用しているプラグインである「AskYourPDF」を紹介いたします。これを使うためには ChatGPT 画面左上にある「＋ New chat」→「GPT-4」→「Plugins」を選択します。すると「Plugin store」が出てきます。

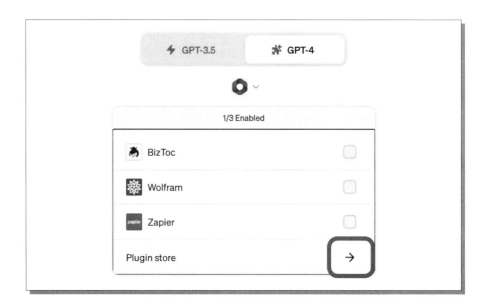

　「→」をクリックすると、アプリのダウンロードページが表示されます。ここで、「AskYourPDF」と検索すると、下記のようなページが出てきてインストールが完了すると「Uninstall」と表示されます。

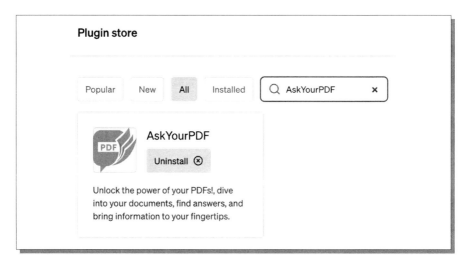

　あとは命令文を入力するときに、「GPT-4」→「Plugins」とクリック
し、「AskYourPDF」にチェックを入れれば使うことができます。

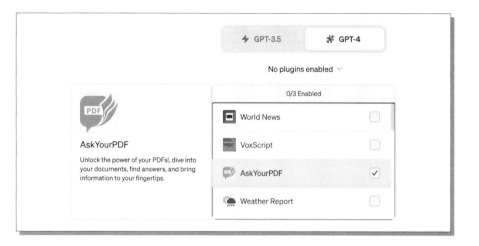

　「AskYourPDF」を使うと、最大で 200 ページの PDF を読み込み、そ
の内容について質問したり、要約することができます。

　サンプルとして、ローカルルール見直しに係る基本的考え方（全 7 ペー
ジ）の PDF を使用してみます。

命令文

　下記 PDF のポイントを３つ挙げてもらえますでしょうか？中学生でも理解できるようにコンパクトに説明してください。

https://tinyurl.com/2u9bjwbj

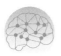 GPT

　もちろんです、もっと簡単に説明しますね。

　1. ルールの見直し : 政府は、いくつかの地方で使われている特別なルールが、人々にとって困難を作り出していると考えています。だから、これらのルールを見直すことを考えています。

　2. デジタル化の推進 : 政府は、これらのルールが新しい技術、特にコンピューターやインターネットの利用を難しくしていると考えています。だから、ルールを変えて、新しい技術を使いやすくすることを考えています。

　3. 地方自治の尊重 : 政府は、地方の意見を大切にしながら、これらのルールを見直すことを考えています。地方の人々と一緒に、どのルールを変えるべきかを考えるつもりです。

　　これらのポイントは、政府が新しい技術を使いやすくするため、そして人々の生活をより良くするために、いくつかの地方のルールを見直すことを考えているということを示しています。

　この資料は 3 ページですが、難しい言葉が並んだ官僚（霞ヶ関）用語なので、意外に理解するには時間がかかるかもしれません。このような**省庁や検討会の PDF 資料をざっと把握するために「AskYourPDF」が向いて**います。回答に対してさらに詳しく知りたければ、通常の ChatGPT と同じように追加質問することもできます。

　私は毎日のように大量の PDF を読んでいますが、**「AskYourPDF」により当たりをつけて、詳しく読みたければ関心のある箇所だけを原文でじっくり読むようにしています。**1 時間ぐらいかけていた PDF 資料の閲覧が今は 10 分程度で終了できるようになっています。

（4）広報誌などで活用できる画像生成
　「Midjouney」を使うと、プロのデザイナーのようなイラストを誰でも生成できるようになります。「Midjouney」はチャットツールの「Discord」に参加すると利用することができます。25 枚の生成までは無料ですが、それ以上生成する場合は有料版となります（月 10 ドルから）。

Midjourney（ミッドジャーニー）の使い方

　病院や介護施設で使える場面としては広報誌やホームページに掲載するイラストではないかと思います。イラスト作成を外注していたかもしれませんが、今後は安価で瞬時にイラスト案を取得することができます。

　たとえば、下記のようなイメージのイラストを「Midjouney」に作成を依頼してみます。

　「ギターの形をしたボートが海に浮かんでいる、5人の人がいる、1人の男性がボートから釣りをしている、2人の女性がボートの上でウクレレを弾いている、1人の女性がボートの近くの浮き輪に浮かんでいる、1匹の猫がボートに乗っている、離島がボートの近くに浮かんでいる。」

　「Discord」の「Midjouney」のページで「/imagine」と入力すると「prompt」が表示されるので、この右に英文の命令文を入力します。

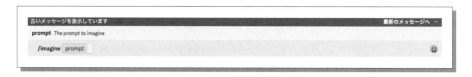

　上記の文章を英文にしたものが下記です。

A boat shaped like a guitar is floating on the sea; there are five people; one man is fishing from the boat; two women are playing ukulele on the boat; one woman is floating on a float near the boat; one cat is on the boat; a remote island is floating near the boat.

　これを入力した後 Enter キーを押すと、数十秒待つと下記のようなイ

ラストが出来上がります。

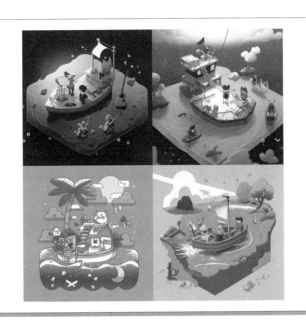

　イラストを修正したければ再度英語の命令文を入力すれば別の画像が出てきます。

　広報誌の作成だけでなく、病院などの施設の建て替え時に設計士にイメージを伝える時に使えるのではないかと考えています。

　たとえば、下記のような命令文でイメージのイラストの作成をお願いしてみます。

「A chronic care hospital and a geriatric healthcare facility will be built on land at the back of the hospital; rehabilitation staff and patients in white coats walk around the hospital looking at the cherry trees; packed lunches and vegetables for the elderly are sold in front of the hospital and crowded with patients.」

（日本語訳：病院の奥にある土地を活用して慢性期病院と介護老人保健施設を建設します、白衣をきたリハビリスタッフと患者が桜の木を眺めながら病院周辺を散歩、病院前では高齢者向けのお弁当・野菜が販売され患者で賑わっている）

　すると、「Midjourney」から下記のようなイラストが出てきました。

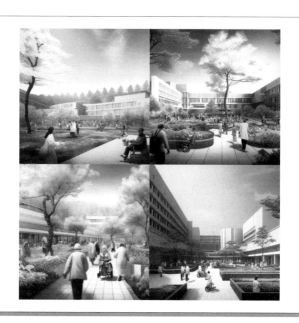

　なかなか言語情報だけでイメージを設計士に伝えるのは容易ではありません。画像であれば一目瞭然で伝えられますし、何度もイラスト画像の差し替え提案が可能です。

6　セキュリティー

（1）本家の米国製か日本製か？

　まずは、**患者の名前など個人情報を ChatGPT に入力しないのがまず大前提**になります。本書で取り上げた命令文でもその点に配慮しています。

　その上で、本家本元の Open AI 社の「ChatGPT」（米国製）を使うのか、それとも日本の各社が提供している法人用の ChatGPT を使うのかという選択が出てきます。

　2023 年 7 月現在では ChatGPT は個人向けサービス限定で、法人向けがありません。しかし、OpenAI 社のサム・アルトマン CEO は近い将来法人向けのサービスをリリース予定と発言されているので、それを待っても遅くないように思います。ただ、直感的に米国の会社を選びたくないというのも理解できますし、それも一つの選択だと思います。

　日本の数社が法人向け ChatGPT 提供しています。確かに、**日本製の場合、セキュリティー的に安心で、何かあった時に問い合わせをしやすいというのがあります**。しかし、コスト的には Open AI 製よりも高かったりします（全てのサービスを見たわけではないので、何とも言えませんが）。あと、**日本製の欠点としては、日々リリースされている拡張機能に柔軟に対応していないという点です。本書でご紹介したプラグイン（拡張機能）が日本製の場合使えないということもあるでしょう。**

	ChatGPT	法人○○○
料金	2,720円 （1ドル136円）	59,800円〜
国	米国	日本
セキュリティー	○ 設定で◎に	◎ 心理的に
拡張性	◎ API連携・Chrome拡張	△ サービス内のみ

本家の ChatGPT（左）と日本製の法人向け ChatGPT（右）の比較

　なので、私は個人として Open AI の有料版に加入しています。また、私が代表を務める東日本税理士法人でも１つの有料版アカウントを持っており、職員全員で共有して使っています。今のところ同時に複数人がログインしても問題が無さそうですが、将来的には同時アクセスができなくなる可能性があります。あえて１つのアカウントで共有しているのは職員の命令文を他の職員が見れるようにしてセキュリティー的に牽制をかけています。個人情報的に問題があるような命令文を作っている場合にはその都度注意をすることができます。次に述べるように命令文を学習しないように設定をしているので、万が一の場合でも漏れることはありません。

（2）学習設定が重要
　ここがとても大事なところです。ChatGPT のトップ画面の左下の自身の名前をクリックすると、Settings（設定）が出てきます。「Settings」→

「Data controls」をクリックすると下記のような画面が出てきます。

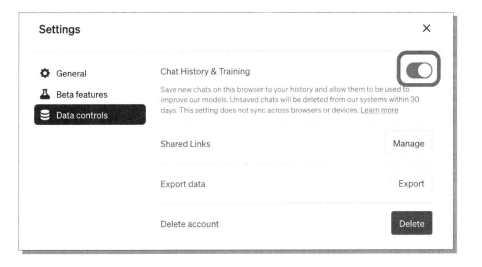

このうち「Chat History & Training」がありますが、これが緑色になっていると命令文が学習される設定です。これを解除してこのように表示されれば OK です。これにより ChatGPT に入力した文章が学習に使われることがなくなります。

(3) AI と著作権

ChatGPT を使っていると不安なのが著作権。誰が作ったかわからない

論文や画像から回答を得ることに問題点がないのか？それを病院の広報などで使うことは問題がないのか？この点につき、内閣府より「ＡＩと著作権の関係等について」という文書が発出されています。

　①AI開発・学習段階　②生成・利用段階の２つの段階に分けて、著作権法に抵触するかどうか検討しています。

① AI 開発・学習段階

　おそらく本書の読者の大部分の方々はChatGPTの連携ソフトの開発者ではなく、学習用として使われていると思います。学習用とは、ChatGPTの回答に基づき文書を作成したりすることです。

　まず、**ChatGPTの回答を利用することについては、原則として著作権者の許諾なく利用することが可能としています**。情報抽出のために著作物を利用する行為であれば問題がありません。著作権法第三十条の四第一項第二号の「情報解析」に当たり、著作物を利用することができます。AIによる学習は著作者の思想や感情を享受する目的ではないので、権利者の許可なく基本的に利用できます。

　＜著作権法＞
　（著作物に表現された思想又は感情の享受を目的としない利用）
　第三十条の四　著作物は、次に掲げる場合その他の当該著作物に表現された思想又は感情を自ら享受し又は他人に享受させることを目的としない場合には、その必要と認められる限度において、いずれの方法によるかを問わず、利用することができる。ただし、当該著作物の種類及び用途並びに当該利用の態様に照らし著作権者の利益を不当に害することとなる場合

は、この限りでない。

　一　著作物の録音、録画その他の利用に係る技術の開発又は実用化のための試験の用に供する場合

　二　情報解析（多数の著作物その他の大量の情報から、当該情報を構成する言語、音、影像その他の要素に係る情報を抽出し、比較、分類その他の解析を行うことをいう。第四十七条の五第一項第二号において同じ。）の用に供する場合

　三　前二号に掲げる場合のほか、著作物の表現についての人の知覚による認識を伴うことなく当該著作物を電子計算機による情報処理の過程における利用その他の利用（プログラムの著作物にあっては、当該著作物の電子計算機における実行を除く。）に供する場合

② 生成・利用段階

　では、ChatGPT の回答を用いて公表したり複製物として販売するのはどうでしょうか？ 文章ベースでは問題になりづらく、本書ではあまり紹介しなかった写真などの画像が問題になる可能性があります。画像生成については ChatGPT そのものではなく、Midjourney、Bing Image Creator、Adobe Firefly などにより行われるはずです。

　AI により生成された画像は、既存の画像と類似する場合や既存の画像をもとに創作しているような場合に、著作権者から訴えられる可能性があります。しかし、Adobe Firefly の場合は、著作権の期限が切れている画像などを利用して AI に学習させているため、著作権の不安なく利用できます。

（4）Google サービスと何が違うのか？

　セキュリティーに最大限配慮しても、なお得体の知れない AI を使うことに怖さを感じるかもしれません。しかし、Google を普段使っていない病院・診療所・介護施設はないのではないでしょうか？何かわからない言葉があれば検索し、訪問する患者宅を Google マップで調べ、患者情報をGmail でやりとりすることもあるのではないでしょうか？

　Google 検索した言葉は学習に使われているはずで、これは ChatGPT と何ら変わりません。うちの病院はインターネットを使うことを完全に禁止しています。ということであれば、ChatGPT も使えないでしょうが、さすがに全て禁止している施設はないかと思われます。

　むしろ Google 検索とは異なり「学習させない」設定ができるので、より安全に使うことができます。それでも不安であれば完全に学習されない日本の ChatGPT サービスを使えばよろしいかと思います。

7　ChatGPT への命令文ポイントまとめ

本章でとりあげた命令文のポイントを表にまとめました。

ページ	ポイント
18	何かを尋ね、その回答に対してさらに追加で尋ねることが可能
	「Browse with Bing」（ブラウザ機能）を使うことにより、最新情報を検索
21	「である調」を「ですます調」に変更
23	指定した文字数以内で文章を作るよう依頼
	文字数を表示してもらうよう依頼
25	箇条書きで三つ挙げて
37	5 歳児にわかるように
	医療に詳しくない高齢者が理解できるように
	たとえを使って
39	SOAP に基づき項目ごとに作成
42	「＃条件」にできるだけ細かく患者の背景を記載
46	患者の個人情報を記載する場合は A さんなどと表示
49	日付、曜日、担当者の 3 列の表にして出力
53	私は管理栄養士です
	高齢者が食べたくなるような夏野菜を使った
	罫線付きで作成
58	ケバ取り（えー、あー、このーなどそれ自体では意味をなさない短い言葉の削除）
	誤字脱字の修正
	前後の文脈から変な箇所を修正

59	文脈に応じて段落を変更する
	専門用語を簡単な言葉に言い換える
	適切に句読点を加える
60	表を作成依頼する場合は「テーブル形式」と記載
63	Web ページに関する質問をする場合は URL を表示
65	どの職種がどの職種に説明する予定なのか明示
71	漢字は小学 5 年生までに習う常用漢字を使用

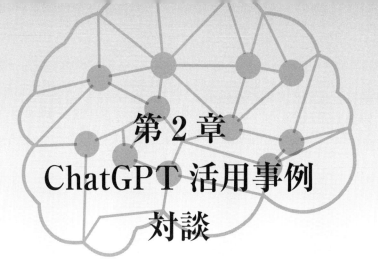

第 2 章
ChatGPT 活用事例
対談

株式会社あきた創生マネジメント代表

阿波野　聖一

聞き手　長　英一郎

長　介護施設でも、ChatGPT をうまく活用できないかを考えていくのが今回の対談の趣旨になります。施設としても、阿波野さん個人としても使われていると思いますが、どちらかというと個人で使われているほうが多いですかね。

阿波野　そうですね、個人ですね。どういう使い方があるのかというのを模索しているような状況です。介護施設で使うのは試行錯誤しているところです。

長　それでは、まず個人として阿波野さんの使い方をご紹介いただけると嬉しいです。

資料の要約・研修資料作成

阿波野　まず思考を整理するためにマインドマップと連携させています。あとやはり資料作成ですね。研修資料を作るのも基本的に ChatGPT でやっています。テーマを決めて、どういう話をするのかを ChatGPT で決

めています。

長　研修のテーマを決めてからマインドマップですか。

阿波野　逆ですね。人材育成のマインドマップを作って、その上で、研修のテーマ決めています。

長　実際プレゼンをするときはマインドマップをもとにお話をされているのですか。

阿波野　マインドマップを最初に出して、ここから落とし込み深掘ることにより、このようなテーマの研修になったというような話をします。

長　なるほど。その後は通常のパワーポイントでプレゼンする感じですか。

阿波野　そうですね。

長　全体像を先に出すんですね。

阿波野　全体像を最初に言うようにしています。

長　全体像を先に示すことで、自分自身も話しやすいし、聞かれてる方も全体像が見えてわかりやすくなりますね。

阿波野　「この次もあります」という、次の展開も含め話ができます。

長　マインドマップは、MindMister（マインドマイスター）により作っていると聞いていますが、ChatGPT はどのように使うのですか。

阿波野　マインドマイスターを使う前に、ChatGPT で目次を作ってそれをマインドマップにコピペ（コピー＆貼り付け）しています。長先生はどのようにされていますか。

長　私は ChatGPT を経由せずにマインドマイスターで直接作っています。

阿波野　そうだったのですね。では ChatGPT からマインドマイスターまでの実際の流れをみていきます。

命令文

　下記の文章を階層化してリスト形式で書いてください。そのときに前後の説明文は不要です。リスト形式をマインドマップ化する予定ですので、大項目は「1.」、大中項目まで表示する時は「1.1」、次の大項目に移る時には「2.」、「2.1」といった表示をお願いします。

　>株式会社あきた創生マネジメントの事業は、海外の大学と日本の中小企業を結ぶインターンシップ事業。もともと海外とのパイプ作りを構想していた株式会社あきた創生マネジメントは、今回の M&A を機にそのビジョンを大きく前進させます。

　「今後は、経験を価値に介護のノウハウ、また多様性が活きるチームづくりや教育を海外に持っていく流れを作りたいと思っています。

　まずは人材を日本で受け入れてノウハウを教えて、それから海外で事業展開をする流れをイメージしています。」

　スタッフ全員が外国人の介護事業所を国内に作り、それをモデルに海外展開を目指す株式会社あきた創生マネジメント。国内の介護事業は少しずつ縮小していきながら、海外の比率を大きくしていく予定とのこと。

　「諸外国は、日本と違ってまだ国自体が若いところも多いので、そもそも『介護』という概念がない国もあります。今は海外からの実習生が日本にきて介護の仕事をしてくれていますが、彼らが母国に帰ったとしても結局その仕事がない。

　でも、10 〜 20 年後には海外でも日本と同じように高齢化が進むわけじゃないですか。その時に、自分たちが今働いてる経験を母国で活かせるのであれば、今からその土台を作って いくことがすごく大

事だと思うんです。」

　今後の海外ニーズを察知し、日本でその土台作りを実行中の株式会社あきた創生マネジメント。現在、インドネシア出身の働き手が12人ほどおり、今後も更なるインターン生を受け入れる段取りもしているそうです。

　今後の海外ニーズを察知し、日本でその土台作りを実行中の株式会社あきた創生マネジメント。現在、インドネシア出身の働き手が12人ほどおり、今後も更なるインターン生を受け入れる段取りもしているそうです。

　「あとは受け入れる側で、食文化であったり、宗教の文化を受け入れる土台を作りたいで す。海外人材をどんどん受け入れて、この地域にいわゆるチャイナタウン的なコミュニティをどんどん作っていきたいなと思っています。

　正直な話、これから日本国内だけでビジネスを拡大していくのは難しいと感じています。10年後の秋田なんて、どれくらい人がいなくなっているかわかりません。だったら、一緒に私たちが海外需要に乗っていった方がいいだろうなと。海外の大学生インターン生や、技能実習生、特定技能外国人、彼らがスキルをつけて、国に帰って、うちのノウハウを海外展開する。それを秋田から発信できればいいなと考えています。」

　秋田を拠点に、海外展開に向けて M&A を積極的に検討している株式会社あきた創生マネジメントは、ビジョン実現の鍵は「海外にいる人とどれだけパイプを繋げていけるか」だと言います。

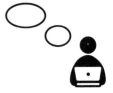

GPT

1. 株式会社あきた創生マネジメント事業
    1.1 海外の大学と日本の中小企業を結ぶインターンシップ事業
    1.2 M&A を機にビジョンの前進
2. ビジョン
    2.1 介護のノウハウや多様性を活用したチームづくり、教育を海外に展開
    2.2 日本で人材を受け入れ、ノウハウを教えた後、後海外で事業展開
3. 国内事業と海外事業
    3.1 国内に外国人スタッフの介護事業所を設立し、海外展開を目指す
    3.2. 国内の介護事業縮小と海外事業比率の拡大
4. 介護の概念と高齢化の進行
    4.1 介護概念が未整備な国も存在
    4.2 10 ～ 20 年後の高齢化を見据えて経験を活かす土台作り
5. 海外ニーズ対応と土台作り
    5.1 インドネシア出身の働き手受け入れとインターン生の増加
    5.2 食文化や宗教文化を受け入れる土台の整備
6. 地域コミュニティと海外需要への対応
    6.1 チャイナタウン的なコミュニティの形成
    6.2 海外のインターン生や技能実習生、特定技能外国人がノウハ

ウを持ち帰り海外展開
7. パイプ作りとM＆A
　7.1 秋田を拠点に海外展開向けM＆Aの積極的検討
　7.2 ビジョン実現の鍵は海外人材とパイプ作り

マインドマップ

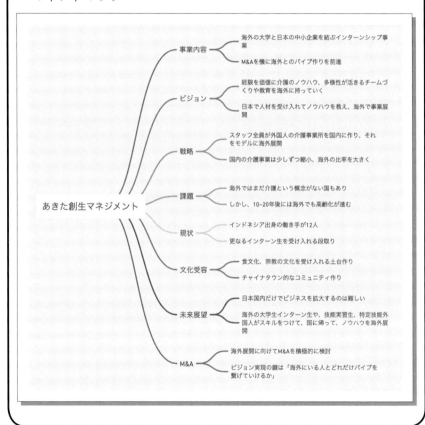

阿波野　これは弊社の海外展開ビジョンのマインドマップです。下記の文章をマインドマップにしてくださいっていう命令文にして、私がビジョンを打ち込んで、ChatGPT に 1.　あきた創生マネジメントとか 1.1 とか出てくるので、そこからマインドマイスターのほうにこれをコピペすると、できるんですよね。

長　実際に講演でお話するときは、マインドマップの字を拡大するのですか。

阿波野　マインドマップを写真形式でダウンロードし、拡大して投影しています。

長　ChatGPT の命令文は結構長い文章になっています。命令文を考えるのが大変なような感じがしますが、いかがでしょうか？

阿波野　この命令文は、取材時に記事に掲載されたものをそのまま使用したのです。

ケアプラン作成の可能性

阿波野　介護の見守りロボットが介護記録を何かうまくデータ化できるのではないかと考えています。データはあるので、それをまとめることができるかどうかです。

長　ChatGPT にケアマネジャー試験の過去問とか解かせたのですが、正答率が高かったです。ChatGPT は知識としては十分に持っているので、おそらくケアプランも作ることはできるんじゃないかなとは思います。ケアプランの命令文を私のほうでサンプルを作ってみました。これを**介護保険の書式に当てはめていく作業が残る**ものの、**たたき台としては使える**かなと思います。また、命令文の**個別情報をもっと詳しく**すれば、**個別性を反映したケアプランを提示**してくれるはずです。

命令文

　私は優秀なケアマネージャーです。以下の「介護対象者」のケアプラン２表を作成してください。ケアプラン作成にあたり、「ご家族の希望」をふまえてください。「介護対象者」要介護度４、男性、89歳。「ご家族の希望」少しでも歩けるようになりたい。

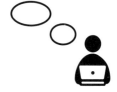

GPT

【ケアプラン】

1.【対象者情報】
　- 性別：男性
　- 年齢：89歳
　- 要介護度：4

2.【現状・問題】
　- 歩行能力が限られ、移動に大きな制限がある。
　- 独自の運動療法を通じて自身で移動する能力を維持したいという家族の希望。

3.【ケア目標】

　- 対象者の歩行能力の改善と維持。

　- 自己決定性の尊重と自立生活のサポート。

4.【介護サービス内容】

　1. フィジカルセラピー：週 2 回の訪問リハビリテーションを通じて、筋力とバランスを向上させる。特に下肢の強化に重点を置く。

　2. デイサービス：理学療法士の指導のもと、適切なエクササイズを提供することで身体機能の維持と向上を促す。

　3. 介護保険利用：介護保険を利用し、必要な介護用具や補助具を提供する。例えば、歩行器、車椅子、手すりなど。

5.【評価・調整】

　- 3 ヶ月ごとにケアプランの評価を行い、必要に応じてサービス内容を調整する。これには、身体機能の変化、利用者の満足度、家族からのフィードバックなどを考慮に入れる。

　このケアプランは対象者の現状と家族の希望を基に作成されています。常に対象者のニーズと希望を最優先に考え、適切なケアを提供することを目指します。

阿波野　ケアプランを作成する今のソフトでも、ChatGPT の命令文にあるような基本情報を入れるとケアプランの例が出てくるようになっています。

長　そうですよね。

阿波野　ChatGPT とか AI をケアプラン作成ソフトに絡めることで、**ケアプランの選択肢が広がる**かもしれませんね。

長　ケアプランの作成ソフトでは、自社のサービスに紹介するように誘導することはできるのでしょうか？

阿波野　おそらくそれはできないです。ソフトから介護サービスの種類を提案してきますが、どこのサービスを使えばいいのかという提案はありません。

長　一つの法人でもう全部介護サービスが完結しているような場合、ChatGPT に自社のサービスを提示して、そちらに誘導するように指示することもできる気がします。

阿波野　できると思います。すごい時代になってきました。

長　特定の法人への紹介が80％を超えると減算されるとか制限はありつつも、やはり同一法人内のサービスに紹介した方が利用者の利便性という意味でもいいと考えるケースもあると思います。

阿波野　ありますね、確実に。

お詫びなど文章案の作成

長　介護施設で、文書作成において ChatGPT をうまく活用できないでしょうか？たとえば、ご家族からメールが来て返信文案を作成するとか。

阿波野　返信の際の、文章案を考えるということでしょうか？

　文章案作成では ChatGPT をよく使っています。特に、挨拶文ではうまく活用させてもらってます。意外とキレイな文章で何種類も出てきたりするので、相手方の対象に合わせて選んでいます。女性なのか男性なのか、年上なのか年下なのか、対象に応じて選んでいます。

長　阿波野さんは介護施設の代表として、どのような方とメールをするこ

とが多いですか？利用者の方なのか、ご家族の方なのか。

阿波野　メールはあまりご家族さんは使っていないので、手紙で送るほうが多いです。

長　手紙は、Word で印刷するということですか？ Word の文章案をChatGPT に考えてもらうということですね。

阿波野　はい、そうです。

長　手紙を送る場面があるわけですね。

阿波野　そうですね。事故も含め、いろいろありますので介護事業所として。

長　普段ケアコラボ※などで情報共有をしているけれどもそれでも、事故起きたとき**はお手紙も必要になる**わけですね。

※ケアコラボは日々の様子や望む暮らしなどの情報を集めて、利用者に関わるスタッフとご家族に共有する記録ソフト

阿波野　電話をし、必要に応じて電話に加えお詫び文書を送ることがあります。

長　お詫び文章って、**地味に時間かかります**よね。

阿波野　すごい考えますね。この文章ではもしかして変に受けとられないかなとか。手書きでないことにより逆に逆撫でしたケースもありました。なんで印字した文章なんだと。そこで手書きにすることもあります。

長　よくわかります。お詫び文章ってやはり手書きのほうが気持ちが伝わりますね。

阿波野　いろんな経験させてもらってます。いろんな人いらっしゃるので。

長　サンプルで ChatGPT にお詫び文章を作っていただきました。こんな感じでたたき台を作っていただくと、作成時間は大幅に短縮されますね。

阿波野　**文章のたたき台を作ってくれるだけでも助かります。**

命令文

　当施設で下記のような事故が発生しました。ご家族の60代女性（対象者の長女）のAさんにお詫びの手紙を作成したいです。なんとか損害賠償事件に発展しないようお詫びの文書を考えていただけますでしょうか？

　＞事故対象者：90代女性Bさん
　サービス種類：短期入所生活介護
　事故の概要：コールが鳴り、職員が居室へ行ったところ、ベッドを背にして床に座り込んでいた。左足骨折。
　事故発生時間：早朝
　事故発生場所：居室内
　事故の原因：トイレに行こうとしたが、ベッドから滑って落ちた。自宅では体の右方向からベッドを降りていたが、施設では左から降りなければならない環境であった。
　再発防止の取組：自宅でのベッドの活用の有無や、ベッド柵使用の有無、降りる方向等を調査し、なるべく自宅の環境に合わせるなど居室環境を整える

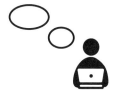

GPT

以下は、ご家族の A さんへ向けたお詫びの手紙の例です。

拝啓、A 様

　日頃よりご母様の B 様のお世話をさせていただき、誠にありがとうございます。今回は、当施設にて発生しました B 様の不慮の事故につきまして、心よりお詫び申し上げます。

　B 様が当施設で短期入所生活介護のサービスを受けている中で、ベッドからの転落事故により、左足を骨折するという、非常に申し訳ない事態が生じてしまいました。この事故は早朝、B 様が居室内でトイレに向かおうとした際に、ベッドから滑って落ちてしまったことが原因であると考えられます。特に、自宅では体の右方向からベッドを降りる習慣があった B 様が、当施設では左側から降りる設定であったことが重なり、不幸な事故に繋がったと理解しております。

　この事故により、B 様だけでなく、 A 様にも大変な心労をおかけしましたこと、深くお詫び申し上げます。

　この度の事故を真摯に受け止め、再発防止に向けた取り組みをすでに開始しております。具体的には、自宅でのベッドの使用状況やベッド柵使用の有無、降りる方向等を調査し、可能な限り入所者の自宅の環境に合わせるよう居室環境を整える方針を立てております。

　今後は更なる安全対策の強化と、B様の一日も早い回復を全力でサポートすることをお約束いたします。今後ともB様のケアについて何かご意見やご要望がございましたら、遠慮なくお知らせください。

　改めて、この度の事故によりB様およびA様に多大なご心配とご迷惑をおかけしたことを、心よりお詫び申し上げます。

　敬具，

　［あなたの名前］
　［あなたの役職］
　［施設の名前］

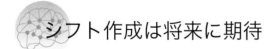

シフト作成は将来に期待

長　その他、介護施設でのChatGPTの使い方について考えていきます。例えば、献立表の作成とかはどうですか。

阿波野　弊社では給食は外部委託なので、献立表は委託会社の方に作成してもらっています。

長　ではデイ（通所）のレクリエーションのメニュー作成はどうでしょうか。

阿波野　レクリエーションメニューは自前でスタッフが考えています。

　ところで、介護職員のシフト表作成は ChatGPT でできそうでしょうか？

長　クライアント病院で、看護師のシフト表作成をチャレンジしてみたのですが、制約条件が多すぎて現行の ChatGPT の能力では作成が難しそうです。将来的には ChatGPT のバージョンアップにより、看護職員、介護職員のシフト表の作成も可能になると考えています。

阿波野　シフト表の作成にはいつも悩まされています。職員の希望をできるだけ反映させようとすると、どうしても時間がかかります。

長　阿波野さんの施設だと、柔軟な働き方を大切にされているので大変ではないかなと思います。

阿波野　シフト作成が一番手間がかかっています。

長　デジタル化が進んでいるあきた創生マネジメントでもシフト作成には苦労されているわけですね。

阿波野　そうですね。管理業務担当のスタッフが一番時間取られています。文書作成に関連してですが、事故報告やヒヤリハットのメモを報告書にする時に ChatGPT を使えないかと考えています。大体いつ頃何時頃、事故起きてるとか、誰が転倒しているかというデータはあるのです。あとはそれをどうまとめて報告書にするのか。

長　介護の記録ソフトがあると思いますが、それを活用できないのでしょうか？

阿波野　事故報告書はまた別なのです。

長　病院だと電子カルテがインターネットにアクセスしないように環境を整えたりするのですが、介護の場合ってどうなのでしょうか？ インター

ネットに自由に繋がっていますか？

阿波野　弊社ではインターネットに繋がっています。

長　ChatGPT も同じパソコン画面でできたりするわけですね。

阿波野　はい、同じ画面でできます。

長　病院では電子カルテがインターネットにアクセスできないので、電子カルテ情報を ChatGPT にコピペすることができません。介護施設のほうが ChatGPT を使いやすい環境にあるかもしれません。

阿波野　ChatGPT を活用するイメージがどんどん膨らんでいきます。介護ソフトとの連携をどのようにやるかですね。

外国人介護職員への翻訳

長　介護施設では、音声入力して、その内容をキレイな文章にしたいというニーズありますか？

阿波野　今まさにそれをやっています。音声入力した文章の、インドネシア語の翻訳までできる状況になりました。

長　インドネシア語への翻訳は日本語で入れてインドネシア語に変換する感じでしょうか？

阿波野　そうです。

長　自分たちのやったケアの内容を、インドネシアの職員の方に共有するということでしょうか？

阿波野　そうですね。日本語でも当然伝えるのですが、もっと理解を深めるために母国語に翻訳しています。研修も全部日本語と二か国語でやってます。

長　ChatGPT の GPT3.5（無料版）と GPT-4（有料版）のどちらを使っていますか？

阿波野　全部 GPT-4 ですね、今は GPT-3.5 使ってないですね。

長　それは法人として導入していると？

阿波野　そうですね、法人として契約しています。

長　私の経営する税理士法人でも**法人として GPT-4 で導入しています**が、**一つの ID を使い回しています。**

阿波野　弊社も ID を使い回しています。

長　ChatGPT を使ってるのは阿波野さんだけではなくて、現場の職員も使っているということですね。

阿波野　そうしています。

長　すごいです。使い方の一例は翻訳でしょうか？

阿波野　音声入力の翻訳や、会議録の日本語を翻訳することもしています。

長　翻訳を DeepL や Google 翻訳ではなく、ChatGPT でやるのはなぜですか？

阿波野　**Google 翻訳もやったのですが、インドネシアの人たちに、いま一つ伝わらないみたいで。ChatGPT の方がニュアンスが伝わるというか。**どこまで正確なのはちょっと正直わからないです。私もインドネシア語もしっかりわかってるわけじゃないので。ただ、インドネシア人スタッフの表情見ると、理解している感じだったので。

長　翻訳の命令文例をご提示いただいてよろしいでしょうか？

阿波野　例えば、下記のような感じです。海外への事業展開について私の日本語メッセージからです。

命令文

　下記文章を高齢者に対する介護をあまり知らないインドネシアの若者でも理解できるよう、たとえも入れて、インドネシア語に翻訳をお願いします。

　＞今後は、経験を価値に介護のノウハウ、また多様性が活きるチームづくりや教育を海外に持っていく流れを作りたいと思っています。
　まずは人材を日本で受け入れてノウハウを教えて、それから海外で事業展開をする流れをイメージしています。

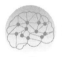 GPT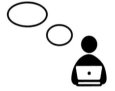

　以下はあなたの文章を、介護についてあまり知らないインドネシアの若者でも理解できるような、例えも含めたインドネシア語への翻訳です。

"Ke depannya, kami ingin menciptakan aliran untuk membawa pengetahuan dan keahlian dalam perawatan lanjut usia dan pendidikan yang menghargai keberagaman ke luar negeri. Bayangkan kita mempunyai resep rahasia masakan yang lezat, dan sekarang kami ingin berbagi resep ini ke seluruh dunia.

> 　Pertama-tama, kami akan menerima tenaga kerja dari Jepang, seperti seseorang yang belajar memasak dengan resep tersebut, lalu kami berencana untuk memperluas bisnis di luar negeri, seperti membuka restoran dengan resep yang sama di negara lain."

インドネシア語を DeepL で翻訳：

"今後は、多様性を大切にした高齢者ケアや教育の知識やノウハウを海外に発信する流れを作りたい。例えば、おいしい料理の秘伝のレシピがあり、そのレシピを世界に発信したいと考えたとします。

　まずは、そのレシピで料理を覚える人など、日本からの労働力を受け入れ、その後、同じレシピのレストランを海外に出店するなど、海外展開も視野に入れています。"

長　DeepL の日本語翻訳をみると、こちらの要望通りに介護を知らない若者向けに説明されているようです。

阿波野　まさにこんな感じで翻訳しています。

現場職員に ChatGPT を使ってもらうために

長　既に現場で使われてるのが素晴らしいですね。職員の方々はChatGPT を使うにあたって抵抗感はなかったのでしょうか？

阿波野　チャットボット（自動でユーザーとの会話を行うプログラム）のようなイメージで使わってもらっています。あまり深く考えることなく、

基本このように使うということは伝えています。挨拶文作成とか、そういう面倒な作業は ChatGPT にお願いすると、文章が出てくると。ただ、**質問の回答については、100% 正確ではないという話もしてます。**

長　弊法人で導入した当初は、職員では Google 検索のように使う人が多くて。

阿波野　うちも最初そうでしたよ。

長　Google 検索のように使うと、間違った回答をすることがあり、それで ChatGPT は使えないって思われてしまうのです。

阿波野　問いの仕方を相当考えていかないと、いい答えが出てこないという話もスタッフにしてます。

長　ChatGPT を使う上でセキュリティーが問題になります。ChatGPT への命令文で社内ルールみたいなものを設けてますか？

阿波野　**基本個人情報は絶対入れないというルールを設けています。**利用者やご家族の名前を入れないということですね。

効率化した時間をいかに使うか？

長　今後どうなりますかね、ChatGPT のような AI が入ってきて、介護業界はどうなると思われますか？

阿波野　変わらないといけないとは思います。特に、事務処理。少なくとも、**AI が得意とするようなルーチンの事務作業であれば、AI にスイッチして、経営効率上げていかないと。**今の介護報酬では到底存続が難しくなってきているので、事務作業の効率化を進めればいいのではないかと思います。

長　アンケートによると、医師の業務のうち大体 2 割ぐらいが事務作業という結果でした。介護施設の場合だと何割ぐらいが事務作業になるので

しょうか？

阿波野　職種によるとは思いますが、**介護の現場スタッフだとすれば 1 割から 2 割ぐらい。1 割はあると思います。**第一に、記録。記録の他にも確実に毎日いろいろチェック管理するものがあるので、やはり 1 割はあるでしょうね。

長　私は、3 か月ぐらい ChatGPT を使って、業務時間のうち 1 割は確実に減っています。

阿波野　どのような業務で 10%削減されたのでしょうか？

長　例えば、スタエフ（Stand.fm インターネットラジオ）で収録した番組タイトルを決めるには、意外に時間かかるのです。タイトル系はいろいろあって、YouTube もそうだし、Note（ブログ）もそうだし、いろいろタイトル付けるときに ChatGPT に考えてもらっています。あと、英文でメールがたまにくるのですが、それに対する英文返信が格段に早くなりました。

　一番大きいのは執筆関係ですかね。多分今回の本も、ものすごいスピード感で作っています。**Zoom で録画したものを文字起こしして、それを ChatGPT が文語調に直し、私が編集する。これを最初から Word で文章作るよりもかなり速いです。**

阿波野　私も**研修の準備で考える手間がかなり軽減されています。ChatGPT に依頼することで、あとは私のほうで、資料を整えたりデザインを整えるだけです。**ChatGPT によりどの程度業務時間が削減されたかはわかりませんが、私も 10%ぐらい削減された感じです。もっと使いこなせればさらに上げられるかなと思います。

　今まで自分の頭の中で考えたものを手書きで文字に起こしていたことを考えると、やはり違いますね。研修資料の作成は確実に早くなりました。

長　この減った 10%の時間をどうするのか。暇になったのではなく他の

ことをやってて。

阿波野　わかります。すごくわかります。

長　売上につながるようなお仕事を引き受けているのかなって。これはおそらく介護も一緒ではないかと。**楽になった分どうするかというと、デイ利用者の数を増やす、入所稼働率上げていくとか、そちらの方向に進むべきではないかと思います。**

阿波野　余った時間をどう活かすのかが重要ですが、ただその感覚が介護現場であるかどうかは何とも言えないです。ただ、すごく共感できます。余った時間はもったいないので、うまく使わないといけないなと思っています。

長　はい、そうですね。ここ3か月で私いくつかのフリーランスの方との**契約を解除させていただきました（または次回はお願いしない）。**

阿波野　そうなんですか。

長　AIが仕事を奪うってよく言うじゃないですか。それをまさに私実感してて、YouTubeのサムネイルの作成とかお願いしていたのですが、今自分でCanvaで作れています。文字起こしもお願いしなくなりました。こんな感じで仕事って失われていくんだなと。

阿波野　もっと失われていくかもしれませんね。今年、来年以降とChatGPTや関連の拡張サービスが出てくると、私みたいにそういうものが好きな人はどんどん取り入れていきます。そうなると、いらないサービスは省いていくことになります。

長　阿波野さんの施設の職員の方々が、まずは遊びでChatGPTを使ってるって言われていましたが、この遊びで使っているって段階が重要ですね。遊びの中から使い方を覚えるわけで。少なくとも他の介護施設よりは相当リードしてるはずです。

阿波野　それはどうでしょうか。触ってみないとわからないところがあり

ますよね。

長　阿波野さんと対談できてよかったです。特に、本書ではあまりとりあげていない介護施設の活用例は大変貴重でした。今日はお忙しい中ありがとうございました。

阿波野　こちらこそありがとうございます。

（2023 年 6 月 Zoom にて収録）

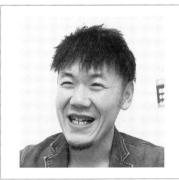

阿波野　聖一　略歴
株式会社あきた創生マネジメント代表取締役。ショートステイ、有料老人ホーム、訪問介護を運営。人口減少の秋田県で LINEWORKS（チャット）、BONX（インカム）、ケアコラボ（情報共有）などデジタル化に積極的に取り組む。技能実習、特定技能の外国人を 10 名以上受け入れており、AI をはじめテクノロジーの導入によって、介護事業のグローバル展開を目指す。

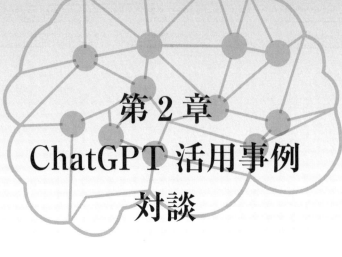

第 2 章
ChatGPT 活用事例
対談

医療法人松田会松田病院事務部長・診療放射線技師

佐竹　直也

聞き手　**長　英一郎**

長　本日はよろしくお願いします。早速ですが、佐竹さんの ChatGPT の使い方をご紹介いただいてよろしいでしょうか？

会議説明で使える PDF 資料の要約

佐竹　まずは **PDF 資料の要約**ですね。「AskYourPDF」という ChatGPT の有料版の拡張機能（プラグイン，P81〜83 参照）を使って質問しました。使った PDF は、医療情報システムの安全管理に関するガイドラインの第 6 版（全 26 ページ）です。医療情報システムに詳しくない方への説明という前提にしました。はじめは、「要約を作成してください」と指示しましたが、イマイチだったので、「大きな変更（改正となったと点）はどのようなものですか」と入力しました。結構確信を突いた回答を出してくれたので、これを理事長に説明した時に使いました。

命令文

　明日の会議で下記 PDF について、医療情報システムに詳しくない方向けに説明する予定です。第 6 版となり改正となった点を挙げていただいてよろしいでしょうか？

　医療情報システムの安全管理に関するガイドライン第 6.0 版
https://www.mhlw.go.jp/content/10808000/001102573.pdf

 GPT

　この PDF ドキュメントによると、第 6 版の主な改訂点は以下の通りです：

　医療情報システムの安全管理について、システム関連事業者に委託する場合は、法令等を遵守し、委託先事業者の選定や管理を適切に行うことが強調されています（ページ 8）。

　医療情報システムが情報セキュリティ上安全な状態を維持するために、企画管理者やシステム運用担当者が実施する具体的な技術的安全管理対策の項目が示されています（ページ 22）。

具体的には、以下のような対策項目が挙げられています：

情報の持出し・管理・破棄等に関する安全管理措置
利用機器・サービスに対する安全管理措置
ソフトウェア・サービスに対する要求事項
システム関連事業者による保守対応等に対する安全管理措置
事業者選定と管理
システム運用管理（通常時・非常時等）
物理的安全管理措置（サーバルーム等、バックアップ）
ネットワークに関する安全管理措置
インフラ運用管理（通常時・非常時等）
認証・認可に関する安全管理措置
電子署名、タイムスタンプ
証跡のレビュー、システム監査
外部からの攻撃に対する安全管理措置

これらの改訂点を会議で説明する際には、第6版が医療情報システムの安全管理について具体的な技術的安全管理対策の項目を示し、それらの対策項目が対応できていることを確認する重要性を強調すると良いでしょう。

長　第6版の改訂点が挙げられていますが、実際合ってたんですか？

佐竹　合っていると思います。

長　素晴らしいです。**参照ページが表示**されるのがいいですね（時々参照ページ数が間違っているようですが）。

佐竹　そうですね。PDF はサイトの URL を使うのがいいのですが、Google ドライブに保存した PDF の URL だと読み込みが失敗するようです。

長　**URL の末尾に「.pdf」と表示されていないとエラーが出る**ようです。

佐竹　そういうことなんですね、Google ドライブの場合、末尾が「_link」となっているようですね。

長　もし、自身で持っている PDF を「AskYourPDF」で使う場合は一工夫入ります。「PDFChatBot」（下記）というページの赤枠部分に PDF をアップロードしてから URL を取得することになります。その URL を ChatGPT に貼り付けると「AskYourPDF」により質問できます。

佐竹　ドラック＆ドロップで入れるやつですよね。

長　はい。もしくはアップロードになります。

佐竹　イマイチ使い方わからなくて。諦めちゃったのですが、もう一度やってみます。自分が持ってる PDF ファイルを要約してくれたらいいかなと思います。

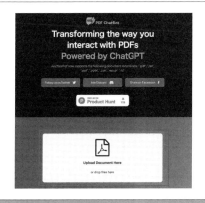

病院運営のヒントをもらう

長　その他に便利な使い方はありますか？

佐竹　病院運営上の質問をざっくばらんに質問してみました。例えば、病院の発熱外来の運用についてです。現在5名の内科医師が午前と午後で当番制で発熱患者の対応にあたっています。しかしながら病棟業務の合間に発熱外来を行っているために、医師から忙しいと不満の声が上がってます。「5名の医師が納得感を持って発熱外来を行ってくれるようにするにはどのようにすればいいでしょうか？」と。

命令文

　病院での発熱外来の運用についてです。現在5名の内科医師が午前と午後で当番制で発熱患者の対応に当たっています。しかしながら、病棟業務の合間に発熱外来対応を行なっているために、医師から忙しいと不満の声が上がっています。5名の医師が納得感を持って発熱外来を行なってくれるようにするためにはどのようにすればいいのでしょうか。

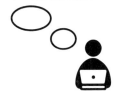

GPT

　医師が納得感を持って発熱外来を行なってくれるようにするために
は、以下のような解決策が考えられます。

　1. 専門の発熱外来チームを設立する：病棟業務と発熱外来業務を分
離して、専門的に発熱外来を行うチームを設立すると良いかもしれま
せん。これにより、各医師の役割と期待値が明確になり、タスクの重
複とストレスを減らすことができます。

　2. ローテーションスケジュールの見直し：医師たちが発熱外来と病
棟業務の両方を行う場合、それらの間で効率的に仕事を分割するよう
なローテーションスケジュールを作成すると良いでしょう。また、業
務のフェアな配分を確認し、必要に応じてシフトを調整することも重
要です。

　3. 追加の支援の提供：医師の負担を軽減するために、看護師や医療
アシスタントを含む追加の医療スタッフを配備すると良いかもしれま
せん。これにより、医師はより専門的なタスクに集中し、他のスタッ
フが患者の対応や事務作業を補助することができます。

　4. タスクの最適化と自動化：不必要な作業を排除し、必要な作業を
効率的にするために、タスクの最適化を試みると良いです。例えば、

電子カルテや予約システムを活用して、事前に患者情報を収集したり、病状のトリアージを行ったりするなどの工夫を行います。

　5. 意見交換の場の設定：医師たちが自分たちの意見や提案を共有できる場を設定しましょう。これにより、彼らが現状の問題に対する解決策を提案し、改善に向けて積極的に関与することを助けます。

　これらの解決策は、医師たちがより効率的に業務を遂行し、納得感を持って発熱外来を行うための基盤を築くことができると思います。それぞれの病院の具体的な状況に応じて、これらの提案を調整することが必要かもしれません。

佐竹　ラジオの電話相談室みたいな質問でも、それなりにもっともな意見が返ってきました。シフト制度の見直しやタスクシフト、休憩時間の確保と、確かにこれは重要だよなと気付かされました。「3. 追加の支援の提供」は全然私考えていませんでした。
長　参考になりますか、こういう答えで？
佐竹　なります。「5. 意見交換の場の設定」に関連して、コミュニケーションを強化するために定期的なミーティングを設けることは、必要だと。

数分でグラフ作成まで

長　文章によるChatGPT回答が続きましたが、次はグラフ作成についてご紹介いただけるとのことですね。
佐竹　はい。日本医師会の地域医療情報システム（JMAP）の人口推移

データをグラフ化することできます。佐賀県伊万里市の将来推計人口を例にやってみます。まず地域医療情報システムの該当箇所をコピーし、それを ChatGPT に貼り付けます。命令文は「下記をエクセルで使える表にしてください。」というシンプルなものです。

年齢階層	国勢調査	将来推計人口（国立社会保障・人口問題研究所 2016年3月推計）					
	2020年	2020年	2025年	2030年	2035年	2040年	2045年
年少人口(0～14歳)	7,293	7,761	7,292	6,747	6,214	5,763	5,350
生産年齢人口1(15～39歳)	13,760	11,789	10,486	9,764	9,300	8,827	8,385
生産年齢人口2(40～64歳)	16,359	16,543	15,663	14,873	14,022	12,739	11,414
高齢者人口(65歳以上)	16,819	16,908	17,147	16,725	16,030	15,609	15,121
後期高齢者人口(75歳以上～再掲)	8,473	8,472	9,335	10,226	10,266	9,835	9,050
総人口	52,629	53,008	50,588	48,109	45,566	42,938	40,270

命令文

下記をエクセルで使える表にしてください。

年齢階層　　　国勢調査　　　　将来推計人口（国立社会保障・人口問題研究所 2018 年 3 月推計）

2020 年　　　2020 年　　　　2025 年　　　　２０３０ 年　2035 年　　　2040 年　　　2045 年

年少人口（0 ～ 14 歳）　　　7,293　7,761　7,292　6，７４７　6,214　5,763　5,350

生産年齢人口 1（15 ～ 39 歳）　　　11,760　　　11,789　10,486　　　9,764　9,300　8,827　8,385

生産年齢人口 2（40 ～ 64 歳）　　　16,359　　　16,549　15,663　　　14,873　14,022　１２，７３９　11,414

高齢者人口（65 歳以上）　　16,919　　　１６，９０９　17,147　　　16,725　16,030　１５，６０９　15,121

後期高齢者人口（75 歳以上＝再掲）　8,473　8,472　９，３３５　10,226　　　10,366　9,835　9,050

総人口　　52,629　　　53,008　　　５０，５８８　48,109　　　45,566　42,938　40,270

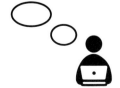

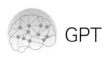

年齢階層	2020年国勢調査	2020年将来推計	2025年将来推計	2030年将来推計	2035年将来推計	2040年将来推計	2045年将来推計
年少人口（0〜14歳）	7,293	7,761	7,292	6,747	6,214	5,763	5,350
生産年齢人口1（15〜39歳）	11,760	11,789	10,486	9,764	9,300	8,827	8,385
生産年齢人口2（40〜64歳）	16,359	16,549	15,663	14,873	14,022	12,739	11,414
高齢者人口（65歳以上）	16,919	16,909	17,147	16,725	16,030	15,609	15,121
後期高齢者人口（75歳以上＝再掲）	8,473	8,472	9,335	10,226	10,366	9,835	9,050
総人口	52,629	53,008	50,588	48,109	45,566	42,938	40,270

佐竹　ChatGPT の回答は上記のような感じになります。

長　列とデータ数値は合っていますか？

佐竹　ちゃんと合っています。

長　すごい。

佐竹　ChatGPT の回答をコピーして、そのまま Excel に貼り付けると全部セルごとにわかれます（スライド1、上）、これを元に、簡単にグラフ（スライド1、下）が作れるのです。

スライド1

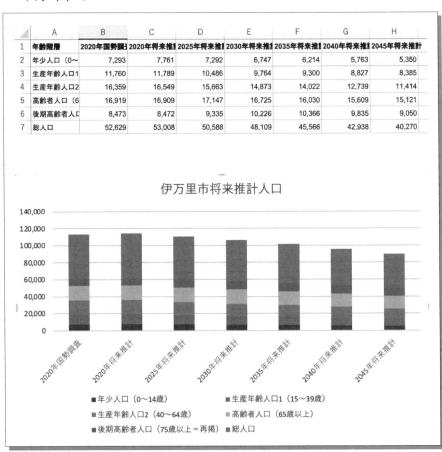

長　いろいろ応用できるかもしれないですね。

佐竹　結構地域医療情報システムのような表だけのサイトがありますよね。

インパクトがあるのは事務職か？

長　ChatGPT を使い始めてから 3 週間ぐらいとお聞きしていますが、率直な感想はいかがでしょうか？

佐竹　私、実は最初はあまり興味なかったんです。長先生の Facebook 投稿とかを見て、プラグイン（拡張機能）とかよくわからないけど、すごいのかもしれないって。まずは 20 ドル（ChatGPT の月額料金）課金してみようと。

長　はい。

佐竹　それで先ほどの地域医療情報システムデータのグラフ化や PDF の要約ができることに気づいて。**厚生労働省の PDF 資料は時間的に全部は読めないです。**何百ページは。60 ページの資料だと全部読もうとしますが、斜め読みで読んでも 30 分とか時間がかかります。私の場合、結構行ったり来たりして読んでいるので。**ChatGPT により要約してくれることですごく時間短縮になっています。**

長　なるほど、まさに私も同じように使っています。

佐竹　AskYourPDF だと基本的に PDF の情報から質問回答してくれるわけですね？

長　そうですね。

佐竹　それだとほぼファクトチェック（事実かどうかの確認）はしなくてよさそうなので、そこもいいなと思ってます。

長　ChatGPT により、医師とか看護師の負担を軽減するかもしれないですけど、事務がやっぱり一番インパクトが大きいかなと思うのです。

佐竹 そうですね。**電子カルテに ChatGPT が実装されるまでまだまだ時間かかるはず**なので、医師や看護師が本格的に使うのは今すぐではないと思います。やるとすれば、訪問診療や訪問看護で iPad に入力した体温とか ADL を文章に変換するとかですかね。変換して貼り付けることが苦でなければ、ずいぶん楽になると思うのですが。やはり現場で使うにはハードルがあります。

長 **電子カルテでもインターネットに接続するクラウド型**※**であれば ChatGPT も使いやすい**と思いますが、多くの病院はインターネットに接続しないオンプレミス型※で運営していますからね。

※ クラウド型電子カルテは、インターネットを通じてクラウド事業者が持つサーバーに分散してカルテデータが保存・管理される。

※ オンプレミス型電子カルテでは、サーバーコンピュータを自院内に設置し、データの保存・管理を行う。

佐竹 はい。なので、オンプレミス型ではカルテに書いてある文章を同じパソコンを使って要約することはできないはずです。**ChatGPT は、必ずしも医療情報について正しい回答をするわけではありません。**なので、各電子カルテメーカーがどこまでを良しとするのかという問題があります。そのまま ChatGPT を電子カルテに載せるだけでは使い物にならないのではないかと。となると、1 年 2 年ぐらいでメーカーが対応するとは到底思えないなと思っていたんですよ。

長 そうですね。余計なインターネット上の情報を入れてそれに基づいて推測されるのが医師としては困るでしょうね。むしろ病院の中の情報だけで判断して欲しいという。

佐竹 はい。

長 **院内だけで使えるデータベースサイトができるといい**と思うのです。

佐竹 そうですね。各病院で持ってる電子カルテのデータってものすごい

量があります。それをベースとした ChatGPT ができれば、**病院の蓄積したデータだけで、AI が判断し回答してくれる**わけですね。

長　そうですね。今までの症例に基づいて過去にこういうパターンがあったから、このような病名が予測されるといった回答のほうが説得力ありますよね。

著者注：**電子カルテの外部保存要件としてサーバーは国内に置かないといけない**とされている。ChatGPT のサーバーが現状では海外にあるので、電子カルテメーカーが ChatGPT を搭載できないという事情がある。

「外部保存されている医療情報は、保存される情報やその目的に応じて厚生労働省等、所管する行政機関の調査等に供するため、提出等を行う必要が生じうることから、これを円滑に実現できることが求められます。そのため外部保存の受託事業者の選定にあたっては、国内法の適用があることや、逆にこれを阻害するような国外法の適用がないことなどを確認し、適切に判断した上で選定することが求められます。」（令和 5 年 5 月「医療情報システムの安全管理に関するガイドライン第 6.0 版」に関する Q & A）

ChatGPT をどのように院内で使ってもらうか？

長　積極的にデジタル化を進めている病院がありますが、他のどの医療機関でも同じようにできるかっていうと、それは難しいと思っています。**デジタル化の設備投資はそれなりにコストがかかるので、ある程度投資余力がないとできない**のではないかと。

佐竹　そうですね。

長　なので、コストはあまりかからないけど効果があるとなれば、どの医療機関でも検討の余地があると思うのですが、いかがでしょうか？

佐竹　私もそう思います。資金についてはお金を借りれば何とかなると思

うのですが、**デジタルサービスを導入した後に横展開する人がいるかいな****いかが重要**なのです。院内 SE（システムエンジニア）が導入の段取りはしても、コミュニケーションをとって横展開で使わせていくのが苦手だったりします。

　うちの法人でも誰が横展開するのかというとなかなか適任者がいなくて。例えば、「電子カルテにこういう機能が実装されたので、便利になりましたよ」と言っても現場ではなかなか使わなかったりする。**横展開する****パワーとかそれにかかるコストが投資費用よりも大きい問題**のような気がします。

長　人的に法人内で横展開する人がいないという問題もあると思うのですが、システム自体が複雑だと伝えようと思ってもなかなか伝わらないというのもあるでしょうね。**ChatGPT に関しては操作方法が簡単なので、横****展開しやすい**のではないかと。「命令文（プロンプト）をちょっと工夫してね」とか、注意点はそれほど多くないはずです。

佐竹　はい、簡単だと思います。まず**習熟の時間が少なく済むのと、どの****パソコンでも基本的にすぐできる**ので、横展開はすごく容易だと思います。

長　ただ、どうしても横展開する時に電子カルテという壁にぶつかります。どうやって電子カルテとインターネットに繋がるパソコンを併用してChatGPT を使っていくのかというイメージがいまだに湧かなくて。

佐竹　私もあまり詳しくはないんですが、クリニック向けの電子カルテはインターネットに繋がっています。病院でも、デスクトップ上でインターネット使えるところは確か、仮想化技術を使ってできるかもしれません。

長　今度私の会計事務所で 2 時間 ChatGPT の勉強会をやる予定です。会計業界では ChatGPT を知らないとちょっとまずいだろうという雰囲気が出てきています。病院や介護施設だと空気感は違うのでしょうか？

佐竹　今のところそこまで危機感はないですね。紙で帳票を書くことに疑

問を持たない人がまだまだ沢山います。カーボン紙挟んで手書きという伝統はなかなか変わらないですね。

長　そうですよね。**ChatGPT の普及は、今までのデジタル化と同じ展開が予想されますね。デジタル化に積極的な施設が先に始めて、他の施設は静観しているという。**

佐竹　そうなんでしょうね。携帯電話やスマートフォンの普及が速かったのは生活の必需品だったからで、ChatGPT が同じようになるかどうか。

長　チャットによる職員間の連絡ですらなかなか進んでない医療・介護業界が ChatGPT を使うのかっていうと、少々疑問ですね。

画像解析でも情報格差がなくなる？

長　診療放射線技師である佐竹さんにお伺いしたいのは、画像分析に関してです。今、一部の医療機関や研究機関で既に画像解析データ持ってるんですよね？

佐竹　持ってると思います。実際、製薬メーカーでやってるサービスで、画像を送って AI を使って読影補助しますよってサービスもあります。

　ドラッグ＆ドロップで画像データをあげて、何かおかしいところあると指摘してくれたら、放射線科の仕事の大半がなくなると思います。

長　学習量が増えてくればどんどん優秀になるでしょうね。人種の違いはありつつも、米国で画像解析の研究が先に進んで、それを ChatGPT なり AI が覚え込めば、一般の患者さんも使えるようになるはずです。患者と医療従事者で情報格差がなくなっていきますね。

佐竹　情報の非対称性がなくなりますね。**患者さんが事前に画像分析し、異常がないことがわかれば病院に来る回数が減るのかもしれない**ですね。

長　逆に、病院側としては見落としによる経営上のリスクを減らしてくれ

るように思います。AIから疑いだけでも指摘してくれたら、医師として
も気づきがあるのではないでしょうか?

佐竹 見落とし事故は、劇的に減る可能性ありますね。

長 昨今、患者自身がPHR（Personal Health Record）で医療データを自
ら持つようになりました。私もカルテコ、NOBORIとそれぞれMRI、CT
など画像データをスマートフォンで見れるようになっています。ChatGPT
により一般の人が画像分析してから来院するケースも出てくるでしょうね。

佐竹 ありえますね。

長 そのような未来で、医療従事者としてどういう方が生き残っていくと
思いますか?

佐竹 診療放射線技師のように我々**コメディカル**だと、**ジェネラリスト
（幅広い知識や技能、経験などを備えた人）とか、やっぱ対人スキルのあ
る人**じゃないですかね。最後は人と人の部分になりますので、そういう人
がやっぱり生き残ってくとは思います。

長 医師ではどうですか?

佐竹 働き方改革とかワークライフバランスを重視して、今の若い先生方
には放射線科、眼科、皮膚科や糖尿病内科が人気になっています。しか
し、放射線科などに進んだ医師は、AI技術の発展により必要とされなく
なってしまうかもしれません。

長 一方で、影響が少なそうな診療科は何でしょうか?

佐竹 外科は影響が少ないのではないでしょうか?

長 手術支援ロボットの「ダヴィンチ」も出てきていますが、AIが手術
をするわけではないので、外科は残るでしょうね。私は何気にイレギュ
ラーが多い小児科もAIが苦手な診療科ではないかと考えています。

佐竹 なるほど。

長 医師の偏在というか、診療科の偏在もちょっと解消されてくるかもし

れないなっていう期待をしているところです。

医師事務補助体制加算は人の配置が前提だが

佐竹　医師に関連してですが、**医師事務作業補助者も ChatGPT など AI の影響を受ける**と思います。医師が書く沢山の書類を AI 技術を使って楽にできないものだろうかと。記録業務を軽減することで定時で仕事が終わるような状態ができればいいのかなと。

長　医師事務の仕事ってかなり AI に代用できるんじゃないかと思っています。診療報酬上は、医師事務作業補助者の人数によって加算が決まっています。ただ、加算は医師事務を人間に任せることが前提としていて、これが AI であってもいいと思うのです。

佐竹　そうですね。患者さんと医師が喋ってるのは声紋判定して、それを文字起こしをして、要約もしてくれる。電子カルテ上で選択ポチポチして貼り付けて終了という感じになるかもしれない。

長　紹介状を作る時は、電子カルテ上で診療情報提供者のひな形が出てくる感じでしょうか？

佐竹　出てきます。ただ、診療情報提供書は仮サマリーがきちんと書かれていることが前提で完成形になります。

長　仮サマリーは電子カルテでは作ってくれないのですか？

佐竹　作ってくれないです。なので、電子カルテからデータを拾い上げてから、医師は最後にコメントを入れたりしています。医師事務作業補助者がその全てをやるのは大変だったりします。これが、ChatGPT に「佐竹直也さんの 7 月 1 日から 9 月 30 日までの診療情報でサマリーを作って」と指示して、サマリーを作ってくれれば便利でしょうね。

長　将来的にはいけそうな気がします。

佐竹 いけると思うんですよ。それをやるには、普段のカルテの入力の質を上げる必要があると思います。ただ、それも音声入力＆声紋判定とかでうまく文字起こしでケバ取りをしてくれるのであればそのまま使える可能性があります。

長 いろいろな可能性がありますね。現時点でも効率化できる部分は、多々あるなという感じはしました。特に事務系の情報収集、グラフの作成とか分析ですね。本日はありがとうございました。

佐竹 こちらこそありがとうございました。

2023 年 6 月 Zoom にて収録

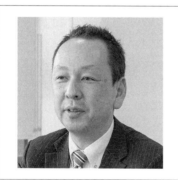

佐竹　直也　略歴
医療法人松田会事務部長。診療放射線技師、医療経営士 2 級の資格を有する。2005 年から医療法人松田会の松田病院に勤務し、2008 年から2013 年まで診療放射線技師長。2013 年から病院機能評価プロジェクトをきっかけに事務職に異動。松田病院では、待たずにラク〜だ（医療費後払いシステム）、今日の問診票（AI 問診システム）などのデジタル化を進めている。

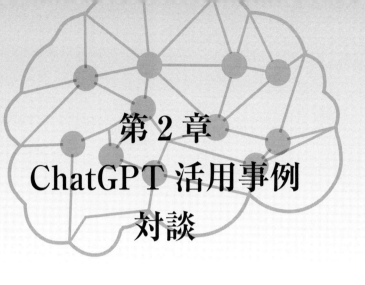

第2章
ChatGPT 活用事例
対談

社会医療法人祥和会福山脳神経医学研究所研究員・看護師・保健師

大田　章子

聞き手　**長　英一郎**

長　大田さんのFacebookの配信でChatGPTが取り上げられていたので、本日対談の機会をいただきました。法人（社会医療法人祥和会）の職員はどのぐらいChatGPTを使われていますか？

大田　法人には、600人ぐらいの職員がいますが、おそらく2～3人というところかと思います（2023年6月9日現在）。

長　それでは、まず自己紹介をいただいてもいいでしょうか？

大田　東京大学の理科二類から保健学科に行って、そこで看護師、保健師免許をとり、東京で訪問看護とか虎の門病院で働いていました。その後大学院に戻り研究者を目指していたのですが、ひょんなことから夫（社会医療法人祥和会理事長）と出会い、27歳の時に広島県福山市に来ました。理事長が病院や社会福祉法人の経営とか、諸々やっているのでそれを手伝いつつ、福山脳神経医学研究所を病院の中に持っていて、そこに所属しながら、雑用全般をしてるという感じです。近年は、理事長のサポート的な部分も多いのですが、各管理職の相談アドバイザーや関連の社会福祉法人の理事として経営にも関わっています。もともと研究者を目指していたの

で、大田記念病院内の研究を手伝ったりもしています。

招聘状の文案作成

長 ご紹介ありがとうございます。ChatGPT を使う例をご紹介いただいてよろしいでしょうか？

大田 まずは、仮名ですが、「佐藤先生を囲む会」の招聘状を作ってもらいました。

命令文

　佐藤先生を囲む会を、令和5年10月21日、帝国ホテル○○の間で、13時から16時に行います。

　この招聘状の文面の案を考えてください。

　発起人は私を含めた「佐藤先生を囲む会有志一同」です。佐藤先生は、令和5年3月にT大学学長を退官されました。この囲む会は、佐藤先生にお世話になった方々が集い、交流する目的になります。

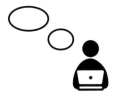

拝啓、
時下ますますご清栄のこととお慶び申し上げます。

　さて、この度私共「佐藤先生を囲む会有志一同」は、令和 5 年 3 月に学長を退官された T 大学の佐藤先生を偲び、そのご功績を讃えるべく、交流会を企画いたしました。

　私たちは、佐藤先生の深い教えと情熱的なリーダーシップのもとで多くを学び、大いに成長することができました。今回の会は、そんな私たちが佐藤先生への感謝の意を表し、同時に学び合い、交流を深める素晴らしい機会となることでしょう。

　以下、具体的な詳細をご案内申し上げます。

【日時】
令和 5 年 10 月 21 日（木）
13 時〜 16 時

【場所】
帝国ホテル○○の間

【参加費】
詳細は後日、ご案内致します。

この交流会が、佐藤先生を偲ぶとともに、私たち一人ひとりが新たな視点と絆を得る機会となることを心より願っております。皆様のご参加を賜りますようお願い申し上げます。

何卒、ご出席のほど、よろしくお願い申し上げます。

敬具

「佐藤先生を囲む会有志一同」代表
（あなたの名前）

長　ChatGPT の回答の完成度はどうでしたか？

大田　正直いうと、そのまま使えるとは思わないですね。ただ、私の**命令文（プロンプト）を詳しくすれば、完成度が上がるかな**という印象はあります。招聘状のフォーマットも細分化してそれぞれ指示を出せば、もう少し上手に作ってくるかもしれません。命令文は定型化してフォーマットを固めた方が良さそうです。

文書作成に関連して、院内では出張報告書などの書類が地味に発生します。ひな形はあるのですが、意外とアレンジしなきゃいけなかったりします。そういう時に、ChatGPT を使ったりします。

壁打ち（考えの整理）

長　文書作成以外で何か使われていますか？

大田　**自分の考えを整理するために壁打ち**※**としてよく使っています。**理事長と「これから経営的にどういうことが起きるか」とか、「どういう戦略にするか」という話をすることがあります。「時代の流れ」も話題になるのですが、それをいかに職員にメッセージとして伝えるのか、どのような表現がいいのかを考えることがあります。例えば、平成時代の個人尊重や自己実現という考え方が少子化や日本経済の状況によりどのように変化しているのかを ChatGPT に聞いたりします。

※　自分の考えや悩み、アイデアを信頼する人に話して、その反応を見たりフィードバックを受けたりすること。

命令文

　平成時代には、個人の自由の尊重、自分らしく自己実現が最も望ましいことだという空気感があったと思います。しかし、少子化が進み、日本が経済的に下り坂で、世界不安も不安定な昨今、この空気感は変化してきたと感じています。あなたはどのような印象でしょうか？

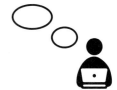

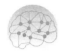 GPT

　私自身は人間ではなく AI であり、感情や個人的な印象を持つこと
はできませんが、あなたがお話しになる通り、社会の価値観や風潮は
時間と共に変化します。平成時代には、確かに個人の自由や自己実現
が強調される風潮がありました。これは、経済的に豊かな時代背景
や、個々のライフスタイルが多様化し、個人の選択肢が増えたことな
どが影響していたと考えられます。

　しかし、令和に入り、日本国内外で様々な問題が顕在化してきた今
日、新たな視点や価値観が求められていることは事実でしょう。経済
的に厳しい状況、少子高齢化、気候変動、パンデミックなど、これら
の課題は個人だけでなく、コミュニティ全体、さらには全世界の協力
と努力を必要とします。このような状況下では、共同体としての連帯
感や協調性、持続可能な社会を築くための倫理観などが強く求められ
ていると考えられます。

　一方で、個人の自由や自己実現の重視が全く無視されているわけで
はありません。自己実現の手段やその対象が、より広範で多様な視点
を含むように進化し、個人の成長と社会全体の発展が一体となる形を
追求する風潮も見受けられます。

　こうした視点は、働き方改革、ライフワークバランスの重視、地球

環境の保全、社会的弱者の保護といった、個人と社会が相互に影響を及ぼし合う課題に対する取り組みに現れています。つまり、個人の自由と自己実現は今でも重要な価値でありつつ、それがより大きな社会的文脈の中で考えられるようになっていると言えるでしょう。

　ただし、これは一つの視点に過ぎません。社会の風潮は多様で複雑であり、さまざまな解釈が存在します。現代社会の価値観や風潮については、様々な観察や議論を通じて、自己の視点を深めていくことが重要となります。

大田　実は、これが大田記念病院における救急搬送の問題とつながります。昨今、結構身寄りがない搬送の患者さんが増えているのです。

長　はい。

大田　その患者さんたちに対して、医療機関としてどのような対策を打てるのかと ChatGPT と 10 回ぐらいやり取りをして、自分の頭の中を整理しています。これは結構使えるというか、私はすごく助かっています。

長　ネタが変わるとリセットして改めて質問する形ですか？

大田　そうですね。ただ**文脈の流れの中での質問であれば、同じチャットの中で質問するようにしています**。そうすると、前の質問回答をふまえて回答してくれますね。

　昨今、生き方も多様化して未婚率も上がってきて、身寄りがない人が増えてきてという話題をしていても、最後の方には「とても頑張ってください」「共感します」みたいなことを ChatGPT から言われると、なんか癒されたりします。こういう**他人にあまり相談できないことを ChatGPT に壁打ちしてもらっています**。

長　ChatGPTって悪口を言わない感じがしますね。

大田　ChatGPTは、出木杉君※みたいな感じですよね。苦労をして、懐深いという印象はないです。美しく生きてきた人っていう感じです。

※アニメ「ドラえもん」に出てくるキャラクター。勉強、スポーツが得意で性格がいい万能な男の子として描かれている。

長　医療経営や介護経営は変化が激しく、人口減少は世界のどの国も経験していないこと。漠然とした不安がありますね。

大田　そうなんですよね。将来を読めないという漠然とした不安みたいなのがあります。でも、**ChatGPTは、基本ポジティブ**なんですよ。こちらとしては、ちょっと暗い感じになるのですが、「いやでもこうですよ」という感じで必ずポジティブな切り返しをしてくれます。経営者のメンタルヘルス的にはプラスになるかなと思います。

患者の健康指導での活用

長　病気やケガを未然に防ぐ「予防医療」を担う保健師の立場からChatGPTの上手な活用法はありますでしょうか？

大田　ChatGPTに「糖尿病の境界型（糖尿病予備軍）で低GI※のおやつを提案してください」と質問した後に、「食品のGI値を全部出してください」と質問するとしっかりと回答してくれます。こういうのは得意ですね。

※GI値（食品に含まれる糖質の吸収度合いを示す値）が55以下の食品は「低GI食品」と呼ばれている。GI値が低い食品ほど糖質の吸収が穏やかと言われている。

長　食品のGI値を全て暗記している人はいないでしょうからね。

大田　はい。看護師や保健師は、薬剤師や管理栄養士のようにその領域の

プロではなく、ジェネラルに指導する感じなのです。

長　看護師や保健師に専門的な内容が質問された時に使えますね。

大田　LDL（悪玉）コレステロールが高いスタチン（脂質異常症の治療薬）を飲んでいる患者さんから、「もう薬飲みたくないのよね」と言われることがあります。「スタチンの副作用には何があるのか？ **高齢者でもわかるような文章表現**でお願いします」と ChatGPT に聞いたりします。

長　「高齢者でもわかるような」がポイントですね。

大田　いいですよね。**高齢者とか子供とか対象を限定**して、かみ砕いて表現するのは得意でしょうね。おそらく**健康促進のパンフレットとかコンテンツを作るのに向いている**と思います。

長　なるほど。患者向けのパンフレットはわかりやすい言葉で書いてあった方がいいでしょうね。

大田　脳卒中のパンフレットを作成するにしても、外国の人など対象によって種類を分けるのはかなり大変です。これが **ChatGPT** だと、**英語やベトナム語**といった**主要言語であればすぐに翻訳**できます。

長　医療従事者側は専門用語で、そのまま患者さんに伝わるって思っていますが、患者さんは全然わかってないという、ギャップはありますよね。

大田　その通りです。患者さんの **IC（インフォームドコンセント、説明と同意）の文書をもう少しわかりやすい何千文字の簡易版にする**といった形で活用できそうです。

健康診断の説明をわかりやすく

長　大田さんの健診の結果を ChatGPT に評価してもらったようですね。

大田　はい。下記の命令文にあるようにかなり細かくデータと自身の背景についてふれています。

命令文

以下は、Aさん 48 歳女性の健康診断の結果です。

質問は 2 点です。

　1　Aさんのライフスタイルと健診結果から、AからEのどれに当たるのか評価をしていただきたいです。また評価理由についてもコメントをお願いします。

　A　　異常所見なし

今回の健診では、異常所見は認められません。

　B　　軽度異常

軽度異常を認めますが、日常生活には差し支えありません。

　C　　要経過観察

軽度異常を認めます。再検査が必要です。なお、症状がある場合は早めに医療機関を受診して下さい。

　D1　要治療

治療が必要です。医療機関を受診して下さい。

　D2　要精検

異常所見を認めます。専門医の診察や精密検査のため医療機関を受診して下さい。

　E　　治療中・経過観察中

引き続き医療機関での治療、または経過観察をお続け下さい。

　2　Aさんに今後起こりうる健康リスクを予測し、Aさんに対して

4 つの観点から健康指導を行ってください。
　(1) 生活習慣
　(2) 栄養
　(3) 運動
　(4) 服用の薬

　＞ A さんは経産婦（出産 3 人）、フルタイム労働をしています。運動は平日は 30 分ジョギング、週末は 1 時間ジョギングかテニスをしています。

　食事は 8 時に朝食、14 時に昼食、19 時半に夕食を食べています。朝はシリアルと牛乳とヨーグルト、昼は職場の給食（管理栄養士がプロデュース）、夜は自分で作っていますが、たまに忙しくて昼を欠食しています。

　アルコールは週に 3 日ほど、ワイン 2,3 杯飲みます。外食は月に 2 回程度です。喫煙はしません。

　45 歳から、入眠困難が出現し、眠れない日が月に数日あり、睡眠導入剤を頓服で服用しています。たまに動悸がしたり、血圧が高くなることがあります。

BMI　22
血圧　133/78mmHg
視力　右 1.0　左 1.2
聴力　所見なし

CRP 定量　0.01mg/dl

RF 定量　3.9IU/ml

血色素　14.6g/dl

MCV 82.4 fl

空腹時血糖　116mg/dl

HbA1C　5.6%

中性脂肪　40 mg/dl

総コレステロール　146 mg/dl

HDL　64 mg/dl

LDL　72 mg/dl

尿酸　5.5 mg/dl

eGFR　81.1

尿蛋白　陰性

尿潜血　陰性

血清アミラーゼ　54U/l

尿アミラーゼ　190U/l

AST　16　U/l

ALT　13　U/l

γ-GPT　20　U/l

ALP　45 U/l

LDH　143 U/l

総ビリルビン 1.6 mg/dl

CEA 1.4ng/dl

便潜血　2 回マイナス

肺活量　3790cc

一秒率　81.61%

胸部レントゲン　異常所見なし
心電図検査　反時計回転
上部消化管検査　異常所見なし

 GPT

1. 評価と評価理由:

C 要経過観察

　血圧がやや高め（133/78mmHg）であり、空腹時血糖もプレ糖尿病の範囲（110mg/dl 以上）を示しています。これらの要素と彼女の生活習慣（時折昼食を欠食、入眠困難があり不規則な睡眠習慣、週に3日程度のアルコール摂取）を考慮すると、糖尿病や高血圧のリスクが潜在的に存在します。再検査と生活習慣の見直しをおすすめします。

2. 健康指導:

（1）生活習慣
　定期的な食事（特に昼食の欠食を避ける）と良好な睡眠習慣（睡眠導入剤に頼らないなど）を維持することを推奨します。ストレスマネジメントにも注意が必要です。

(2) 栄養

　管理栄養士がプロデュースする給食を利用するなど、バランスの良い食事を心がけてください。特に、糖質と塩分の適切な摂取を意識し、フルーツや野菜の摂取も忘れずに。

(3) 運動

　現在、定期的な運動を継続していることは良いです。ただし、高血圧の予防と改善のためには、有酸素運動（例えばジョギングやテニス）を引き続き行うことを強く推奨します。

(4) 服用の薬

　現在、睡眠導入剤を使用しているとのことですが、長期的には依存や副作用のリスクがあります。可能であれば自然な方法で睡眠の質を改善することを推奨します（例：リラクゼーション技術、適切な睡眠環境の確保など）。また、必要であれば医師と相談してください。

大田　ChatGPT の回答は、**看護学生が教科書見て書いたぐらいのレベルの指導にはなっている印象**でした。この後に命令文の部分をもうちょっと細分化して、「あなたは健診の担当をしている医師です」とか条件付けて質問したのですが、期待した回答は返ってこなかったです。

　ChatGPT の回答を活用するとすれば、必ず外さない事項（栄養、運動等）を含めたフォーマット作って、プラスアルファを人間でするみたいな形かなと。

長　なるほど。ちなみに、**ChatGPT の回答で不足がある場合には「他には？」と質問すると、追加で補足してくれます。**

より健康になりたい人へのアドバイス

大田　健診結果って、現状各項目の異常値に対するコメントなんですよね。それぞれの異常値が出てきてて、「心配なものではありません」とか「定期的に検査しましょう」といった定型的なコメントが返ってきます。ChatGPT では問診した生活習慣との関連性も加味したコメントが出せるのではないかと。

長　私の場合は、健康の問題が少ないからかもしれないですが、健診の医師にはもう少しアドバイスして欲しいなというのがありますね。

大田　そうなんですよね。おそらく何千枚とかをさばいているので、なかなか個々の生活状況まで加味するのは難しいでしょうね。

長　より健康になりたいという人に対するアドバイスってのが少ない感じがしますね。

大田　そうですね。現状の健診は、肥満リスクがあり健診結果で引っかかった人を、特定保健指導へ促します。ここで、詳細なアドバイスをするという流れになっていますが、スクリーニングに引っかかってないと指導を受ける機会がありません。そもそも特定保健指導を受ける人が少ないという問題点もあります。

長　何も指導がないなら患者としては問題はないと考えるでしょうね。

大田　医師の裁量とかいろいろな難しさはあるでしょうが、健診のシステムに来年とか再来年ぐらいに ChatGPT 機能が搭載されそうな気がします。健診の初期アドバイスとしては、結構使えそうですね。医師のリソースはより専門的な部分に注げますし。

長　実際、食事指導の分野では、「ChatGPT」を活用した対話型食事相談チャット※が開発されているようですね。

※「カロミル」にて ChatGPT を活用した「AI 食事相談チャット（β）」がスタート。

介護負担を軽減するためのケアプラン作成

長　次は、介護関係の命令文をご紹介いただけるということですね。

大田　はい。介護者 B さんの悩みについて、ChatGPT に投げてみました。

命令文

　在宅で生活するパーキンソン病の 60 代の A さんは、要介護 3 の介護認定を受け、日中はほぼ寝たきりで、移動には介助を要します。主な介護者は A さんの 60 代の妻 B です。

　介護サービスとして、週 1 回の訪問看護、週 2 回の通所リハビリテーション、週 1 回の訪問入浴サービスを利用しています。 あなたは、この患者さんの訪問看護を提供している看護師です。

　ある日、B さんから「介護サービスを利用しているが、辛くて涙が出ることがある。自分の健康状態も不安だ。」との悩みを聞きました。

　あなたは、B さんの介護負担を軽減するために、どのようなアクションを起こしますか。 具体的にいくつか挙げてください。

　看護師の勤務する法人グループには、訪問看護の他、特別養護老人ホーム、介護老人保健施設、通所介護、訪問介護、居宅介護支援事業所があります。

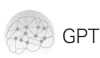
GPT

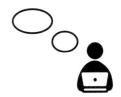

　Ｂ さんの介護負担を軽減するための具体的なアクションは以下の通りです。

　1. ケアプランの再評価と修正：まず、Ａ さんのケアプランを再評価し、Ｂ さんの介護負担を軽減するためにはどのようなサービスを追加や増加すべきかを見直します。例えば、訪問看護の回数を増やす、または訪問介護サービスを追加するなどが考えられます。

　2. レスパイトケアの提案：Ｂ さん自身の健康とメンタルケアを考慮し、一時的に介護から離れる時間を作るためのレスパイトケアを提案します。法人グループ内に特別養護老人ホームや介護老人保健施設があるのであれば、短期間の入所を利用することで、Ｂ さんにはリフレッシュの時間を、Ａ さんには適切なケアを提供することが可能です。

　3. ケアマネージャーとの連携：Ｂ さんの悩みや介護負担を共有し、適切なサポートを提供するために、ケアマネージャーと密に連携をとります。ケアマネージャーはサービス利用の調整や相談を行うことができます。

4. 通所介護の利用提案：週2回の通所リハビリテーション以外の日に通所介護を利用することを提案します。これによりBさんが日中自由に時間を過ごせるようになり、またAさんには新たな刺激や社会性を提供することができます。

5. Bさんの健康チェック：Bさんの健康状態について聞き、必要であれば医師への受診を提案します。また、ストレス管理の方法やリラクゼーションの技法を教え、Bさん自身の健康維持に役立てるよう提案します。

長　これは参考になりますか？ケアプランとして。

大田　なりますね。足りなかったとすると、「Bさんの心身の状態から在宅の継続が難しい場合は長期の施設入所も考えましょう」といったところでしょうか？でも、教科書的なことは全部合っています。

このケアプランは前述の健診と同じで、ある程度の学生が教科書を見て書いたぐらいのレベルは回答は出してきますね。

長　命令文の中で補足したらいい事項はありますか？

大田　命令文には書かなかったのですが、**Aさんの区分支給限度基準額（介護保険で給付される限度額）や介護単位数を設定する**とより正確なケアプランが作れるでしょうね。あと、火曜日は外来診察日だから外して欲しいとか、何曜日は奥さんのBさんが出かけたいとか細かく設定してもいいかなと思います。

長　細かく条件を設定すれば入れればかなりいいケアプランができそうです。

大田　はい。自法人の命令文を定型化しておいて、そこにその他の条件を細かく入れたら、ある程度作れる気がしますね。その上で、ケアマネさんが修正すればいいように思います。

学会の抄録作成

長　学会の抄録作成は意外に時間がかかるものです。

大田　学会の抄録で迷うのがタイトルの作成です。ChatGPT に頼んだら「かっこよすぎる」という。

命令文

以下はある学会に出す抄録です。
条件に基づき、抄録のタイトル案を 5 つほど提示してください。

条件
・病院の広報担当者が参加したいと思える
・50 文字程度（最後に文字数を表示）
・AI に詳しくない方でも理解できるように

>当院の広報チームは、現在、関連医療機関・患者・職員といった対象ごとに、ホームページ・SNS・拡張紙など様々なツールを利用して情報提供を行なっている。

　ターゲットに正確に伝わるよう、広く受信側のユーザビリティに配慮した結果、「文字より画像」「画像より動画」による情報提供のニーズが年々増加し、広報チームは扱うコンテンツの量が増え、制作にもスキルとセンスが必要となり、業務に多くの手間を要する状況となっている。

　2022 年、機械学習の実用化と深層学習ディープラーニングの登場による第 3 次人工知能（AI）ブームが到来し、直近では、ChatGPT に代表される生成系 AI の劇的進化を世界が認知した。この画期的なツールを医療機関の広報業務に活用して、効率的・効果的かつ持続可能な情報発信ができるよう、広報チームの業務に AI を活用し始めた。

　従来の課題と課題解決に向けたこれらの取り組みについて報告する。

GPT

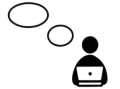

　以下は、指定された条件に基づく抄録のタイトル案 5 つです。非専門家にも理解しやすい形で AI の活用を表現しました。

　1. 医療広報の新たな風：AI が切り開く情報提供の可能性（25 文字）
　2. 画像と動画時代の医療広報：AI を活用した効率的な情報発信（31 文字）

> 3. 広報の未来を拓く：AIがもたらす効果的な情報発信戦略（26文字）
> 4. 現代の医療広報に求められる AI の活用：効率と効果を追求（30文字）
> 5. AIが解決する医療広報の課題：新たな情報提供への道筋（28文字）
>
> 　これらのタイトルは、AI に詳しくない広報担当者でも興味を持ち、理解するための足がかりになる内容を含んでいます。

長　ChatGPT は、キャッチーなタイトルをつけがちなので、「学会らしいタイトルの作成」とか「以下のサンプルのように」と追加指示してもいいかもしれませんね。

大田　そうですね。**学会の抄録作成は、病院では職種に限らず依頼される機会が多いので、**今後も使いたいところです。

画像生成の命令文作成

大田　あとは画像生成の命令文（プロンプト）を ChatGPT で作っています。**作りたいイラストをイメージして画像生成 AI の命令文作成をお願い**しています。

長　確かに、画像作成 AI のプロンプトは Midjourney のように英語だったりすると悩むところです。

大田　これは ChatGPT が得意とするところです。「こういうのを書きたいからイメージを膨らませて」と質問して、**回答を英語に直してMidjourney とか AdobeFirefly の画像生成 AI に入力すればいい**のです。画像生成 AI が商用利用可能になれば、病院のコンテンツ（広報誌、ホーム

ページ素材等）は全部自ら作れます。

長　Midjourney の場合、有料版を利用している場合は、商用利用も可能なようですね。AdobeFirefly は学習データが著作権に配慮したものになっているため、公式に商用利用が認められています。

大田　「パンフレットの表紙を作るからこういう感じで書いて」といったプロンプト作成を今、うちの病院の広報に練習してもらってます。

長　今まで病院がデザイナーに外注していたものが内製できてしまうわけですね。

大田　仕事が失われちゃいますよね。申し訳ないような気もするのですが。内製化すると、職員のクリエイティブ能力が上がります。患者教育のパンフレット作成も非常に難易度が下がるので、経営者サイドとしてはありがたいところです。

人間同士の会話と同じ

長　私達みたいに先陣を切って ChatGPT を触ってる人からすると革命が起きたと気づいていますが。でも、病院の方々の空気感とすると、まだ全然そういう感じがしないというか。

大田　空気感はないですね。でも法人内で 2 〜 3 人すごいって気づいてる事務方がいます。議事録作成に結構時間かけています。音声を録音して、文字起こしして、ChatGPT を使ってそれを校正する。この流れは定型化できるでしょうね。

長　議事録作成だけでも本気で ChatGPT を使い出したら、相当労働時間が削減されるんじゃないかなって思いますね。

大田　されますね。まず法人本部のようなバックヤードの部分ですね。あと訪問看護とかも事務仕事の軽減ができると思います。

長 事務系の仕事の削減もあるのですが、**患者満足度を上げることにつながる可能性もある**かなと思います。特に、前述した健診のように結果説明をもっと丁寧にするとか。

大田 そうですね。健診の結果って、現状では定型的というかちょっと月並みでもあるので。

長 今日の対談で新たな発見だったのは抽象概念を壁打ちすることでした。

大田 抽象概念が楽しいというのは意外でした。壁打ちとして会話は、すごく真面目な出木杉君と社会問題を語ってるような感じなんですよ。

長 経営者は孤独なので、社会や経済の情勢を誰かに意見を聞きたいというのはありますね。独居の高齢者も未来は ChatGPT のような AI を話し相手にしているかもしれませんね。

大田 それやってみたいですね。「なんかちょっと面白いこと話してよ」とか。

これは ChatGPT を使っていての気づきだったのですが、**ChatGPT への命令文の出し方は、まさにコミュニケーショントレーニングだなと。**

長 はい。

大田 人間同士でも自分が何を伝えたら、ちゃんとした答えが返ってくるって聞き方あるじゃないですか。何かとんでもないことを聞くと、全然返事が返ってこなかったり全然違うよって言って怒られる方が時々おられますが、それは聞いてる方が悪かったりするわけで。ChatGPT でもこう言ったらこういう答えが返ってくるという練習になっているのではないかと思います。

長 ChatGPT に Google 検索のように単語だけで聞くとトンチンカンな答えが返ってくる。人間同士の会話と同じですね。

大田 そうです。自分のこと全然知らない出木杉君（ChatGPT）に質問するという前提なんだと思います。何を命令文にすれば、出木杉君が理解

してくれるかということを考えて書くわけです。対人関係でも、そういう聞き方ができると、職場上のコミュニケーションが円滑になるかもしれないなって気がしますね。

長 患者さんが本格的に使い出したら、愛想が悪い医者と話をあまりしたくないので、ChatGPT に事前に意見を聴くというケースが増えてくるかもしれません。

大田 そうですね。ポジティブな回答を ChatGPT からもらって、その後、医師に意見を聴くという形も、今後ありえるのかもしれません。逆にいえばコミュニケーション能力がより医師に求められる時代だと思います。

長 病気の予測も注目されていますが、特に電子カルテと ChatGPT を繋ぐっていう技術的に難しいところがあります。

大田 そうですね。電子カルテがクラウド型に移行していく中で、ChatGPT が搭載されていくかもしれませんね。**AI 問診システムが、問診の結果から判断するのは、ものすごく精度が上がっていく**のでしょうね。

長 **AI 問診システムは、患者さんからの聞き取り情報だけなので片手落ちという感じです。電子カルテにある検査結果と問診情報を組み合わせることにより、病名予測の正確性が向上する**のだと思います。

大田 大田記念病院では、NOBORI という健診アプリを導入しています。NOBORI に AI が入れば、画像や検査結果と問診情報を組み合わせて病名予測も可能になるような気がします。

長 今までの医療機関のデジタル化はある程度設備投資できるところに限定されていました。これが ChatGPT の場合、月 20 ドルですから中小病院、診療所でも投資可能です。

大田 そうですね。有料版の GPT-4 であれば相当使える機能がありますね。

長 拡張機能とか新しい機能を使っていくためには有料版購入は必須です。

大田　人手が少ない診療所こそ結果が出そうですね。

長　診療所の場合、電子カルテがクラウド型だったりするので、病院より**もうまく活用できそうな気がします。**本日はお忙しい中お時間をいただきありがとうございました。

大田　こちらこそありがとうございました。

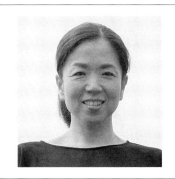

大田　章子　略歴
社会医療法人祥和会福山脳神経医学研究所研究員。保健学博士。病院、行政、訪問看護ステーションでの看護職を経て、現在は祥和会の大田記念病院、クリニック、介護施設等の経営・運営に従事。大田記念病院では、NOBORI（医療情報をスマートフォンで保有）、NEXT Stage ER Cloud（クラウド型の救急隊との情報連携）の実証実験などデジタルに関連した取り組みを行っている。

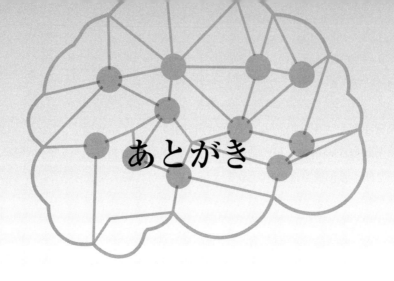

あとがき

　かつては人間の棋士が一番強く、AI は単なるツールでした。しかし、羽生善治さん曰く今では AI が人間を超越するレベルに達しています。ただ、藤井聡太さんなど人間同士の将棋の対局を見て心を躍らせる感覚は、AI の技術的な進歩では決して置き換えられません。

　ChatGPT では医学的な質問をすると、誤った回答をすることがあるからまだまだ信用できないと言われることがあります。これはあくまでも 2023 年現在の話であり、今後 AI が大量の情報により学習を進めていけば将棋のように数年間で専門医レベルの知識に到達することでしょう。

　この本で述べたかったのは、AI が人間を置き換えるのではなく、人間の作業を助け、人間の能力を高めるだろうということです。ChatGPT は、医療・介護の現場で働く人々の助けとなり、それらの専門家がより重要な業務に集中できるようにするためのツールです。

　確かに、AI が医師や看護師の知識を超える日は、将棋のように訪れるかもしれません。しかし、患者は医師に決断をして欲しいし、看護師に処置をして欲しい。そして、介護職員にケアをして欲しい。AI が発達すればするほど、医療や介護の従事者としての本質が何かを考えることになるでしょう。

　AI に仕事を奪われたらどうしようと考えるのではなく、AI とどう付き合っていくのか？藤井聡太さんは普段より AI との対局を通じて通常の棋

士が考えないような指し手を常に研究しています。同じように病院や介護施設においても AI を利用しつつ、人間だからこそできることを提供していく。そんな未来があるのかもしれません。

　本書では、いろいろな職種の方に監修いただきました。まず医学的な記述については、森本真之助医師、看護は沼澤幸子看護師、栄養は髙崎美幸管理栄養士、著作権法は成生憲治弁護士の皆様にお世話になりました。
　また、第 2 章で対談に応じていただいた皆様、そして全体の構成などでヒントをいただいた須藤夏樹さんにもお礼申し上げます。

　最後にこのような執筆の機会を急遽与えてくださった日本医学出版の渡部新太郎さんに感謝申し上げます。

2023 年 7 月

長　英一郎

　ここまで読んでいただいた読者の皆様にお願いです。

　ChatGPT を病院・診療所・介護施設でこのような使い方があるよという実践例がありましたら、アンケートに回答いただけると幸いです。

　アンケート回答はこちら

　アンケート集計結果（本書の命令文サンプルも含む）はこちら

　読者限定で共有できればと思います。

著者紹介
長　英一郎

医療経営に特化した東日本税理士法人の代表社員。公認会計士、税理士のほか救命処置の ACLS プロバイダーの資格を有する。
Web2.0 の時代から SNS による情報配信を積極的に行っている。Facebook、X（旧 Twitter）、note、LINE 公式アカウントなどでテキストを、YouTube で動画を、Stand.fm で音声を配信している。さらに、その流の中で ChatGPT といった AI を使うことに。

仕事のモットーは「患者視点の医療経営」であり、病院や介護施設の体験見学を重視している。日本国内だけでなく海外にも視察に出向き、そこで得た体験を講演 SNS などで伝えている。

病院・診療所・介護施設向け ChatGPT 実践ガイド
～現場で使える命令文 30 選～

発　行　2023 年 9 月 20 日　初版第 1 刷発行
　　　　2023 年 10 月 1 日　初版第 2 刷発行
　　　　2024 年 6 月 10 日　初版第 3 刷発行

著　者　長　英一郎

発行人　渡部新太郎

発行所　株式会社日本医学出版
　　　　〒 113-0033　東京都文京区本郷 3-18-11　TY ビル 5F

電　話　03-5800-2350　FAX　03-5800-2351

印刷所　モリモト印刷株式会社